Dr. med. Jürgen Birmanns

Gesundheit aus einem Guss

Meine Kneipp-Fibel

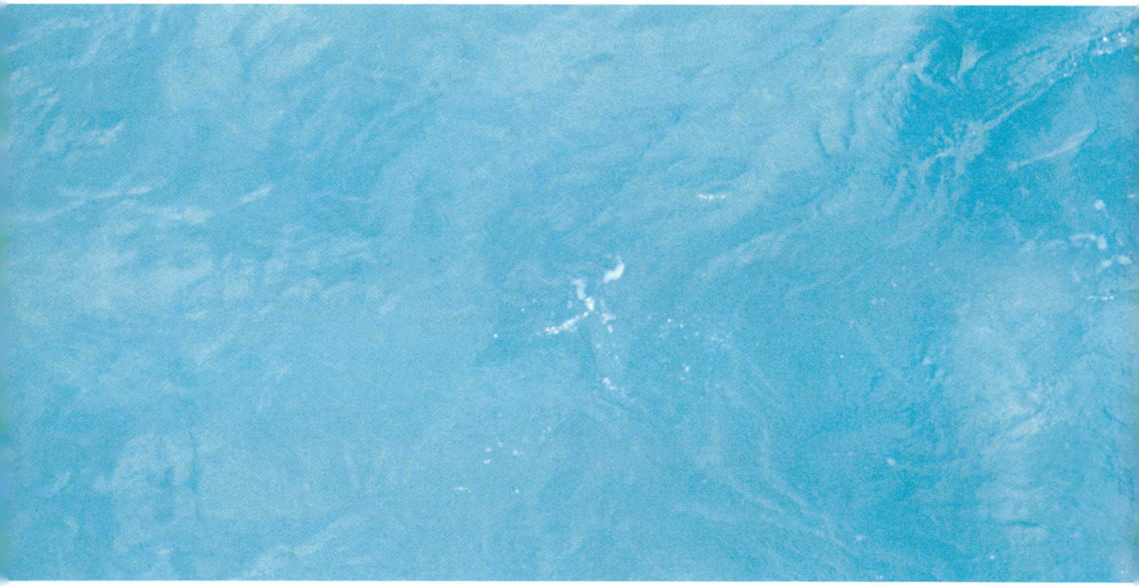

Dr. med. Jürgen Birmanns

Gesundheit aus einem Guss

Meine Kneipp-Fibel

emu verlag

ISBN 3-89189-151-2
1. Auflage 2006

Gesamtherstellung: Kösel, Krugzell

„Sebastian Kneipp brachte der Menschheit bei,
was sie längst wusste, aber sie hatte es wieder vergessen."

Prof. Dr. E. Schomburg

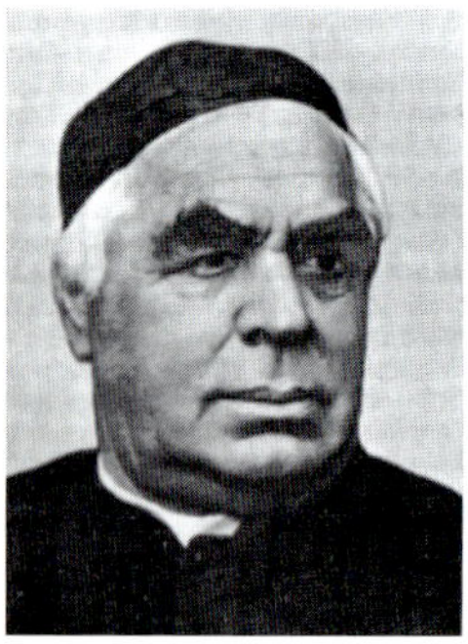

Kneipps Devise für ein gesundes Leben:

Lebe so natürlich wie möglich! Bearbeite Deinen Körper mit natürlichen Arzneien wie Luft, Wasser, kurzer Kälte, mit Licht, grober Kleidung und dem Ersatz eines Hagelschauers: einer harten Bürste! Iss so unverfälscht wie möglich, iss mäßig und lass die Schleckereien weg! Lass den Alkohol; Wasser tut's auch! Vor allem: Leg Dich früh zu Bett, liege hart und stehe früh am Morgen wieder auf.

Inhalt

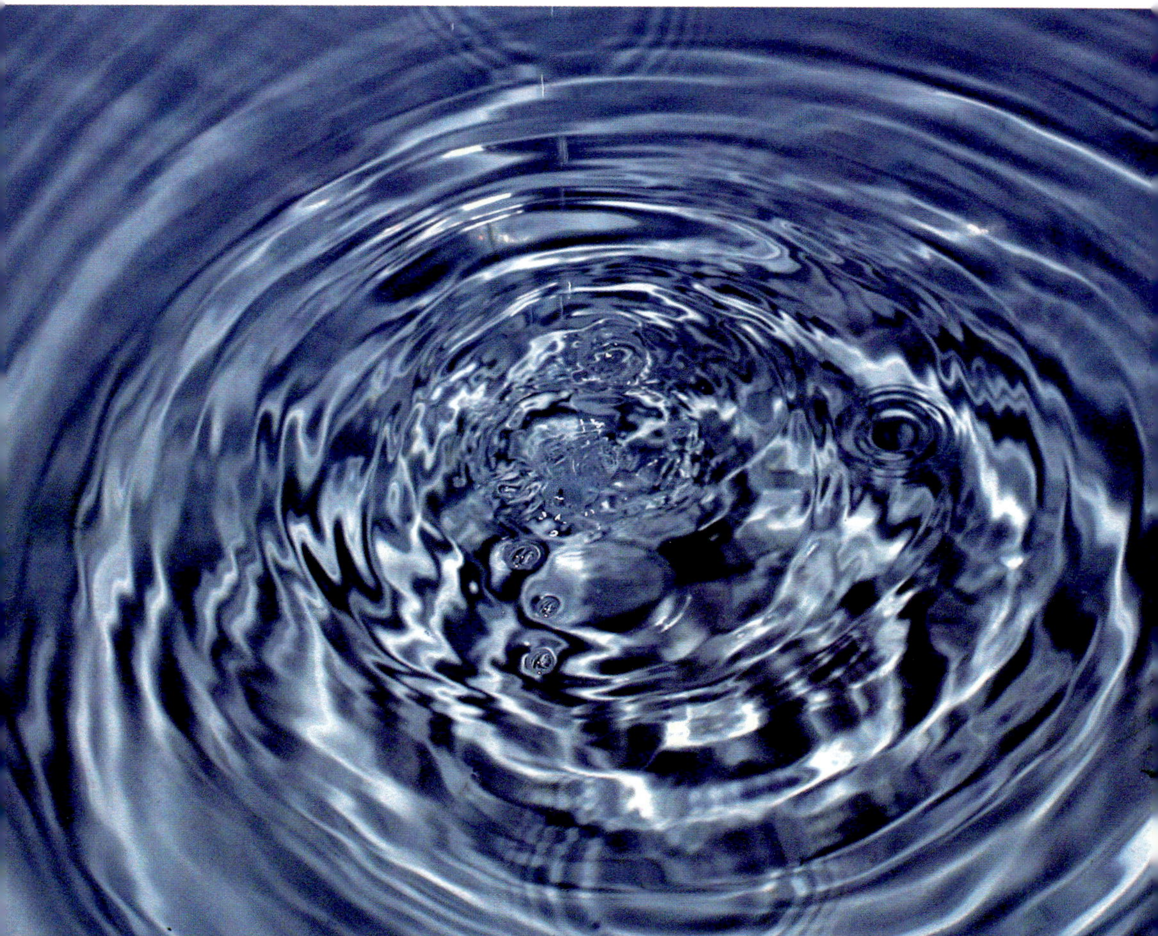

Vorwort

„Die Erde ist unsere Mutter.
Was die Erde befällt, befällt auch
die Söhne und Töchter der Erde.
Was immer ihr der Erde antut,
das tut ihr euch selber an."

aus: Wir sind ein Teil der Erde
Die Rede des Häuptling Seattle

Vorsorge heißt nicht, sich vorher Sorgen zu machen, sondern rechtzeitig etwas für seine Gesundheit zu tun, damit Sorgen erspart bleiben!

Die Bewahrung der Schöpfung ist das Gebot der Stunde. Dazu gehört der achtsame Umgang mit sich und mit allem, was uns umgibt.

Dieses kleine Lehr- und Lernbuch widme ich allen Kindern in der Hoffnung, dass ihre Eltern ihnen ein gesundes Leben vorleben. Gesundheit ist unser höchstes Gut.

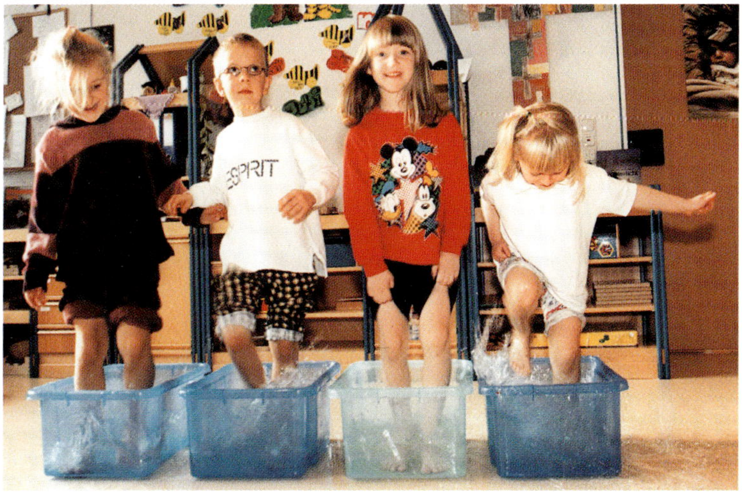

Ich danke allen, die am Entstehen des Buches beteiligt waren.

Lahnstein, im August 2006 *Jürgen Birmanns*

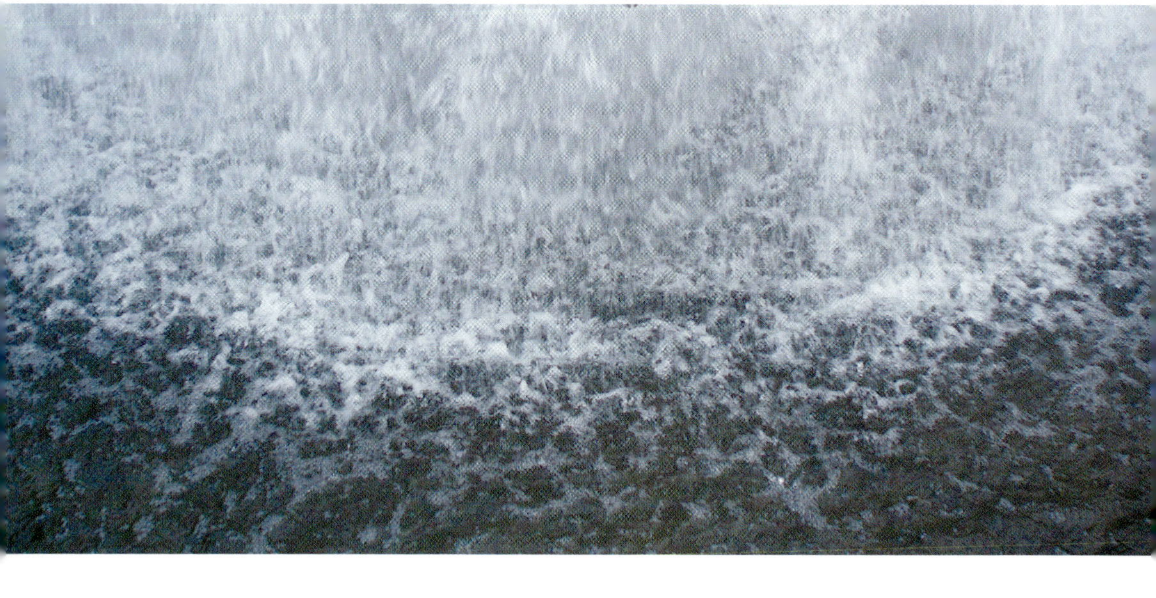

Einführung

Bereits am 29. April 1892 schrieb Pfarrer Sebastian Kneipp an den Prinzregenten Luitpold von Bayern:

Allerdurchlauchtigster Prinz und Regent!
Allergnädigster Regent und Herr!

Der unterthänigst Unterzeichnete hat sich, durch äussere Verhältnisse gedrängt, seit mehr als dreissig Jahren angelegen sein lassen, die Wirkung des Wassers zu Heilzwecken empirisch zu erproben, und hat die Resultate seiner Erfahrung in mehreren Schriften veröffentlicht.

In diesen Büchern hat er wohl die Grundsätze aufgezeigt, nach welchen er vielen Tausenden aus allen Weltteilen die Gesundheit wiedergab. Allein er hat nur die Hoffnung, dass die gesammelten Erfahrungen der Menschheit nützen werden, wenn berufene Mediziner der Hydrotherapie Verständnis und Wohlwollen entgegenbringen. Da er selbst einundsiebzig Jahre alt ist und der Hydrotherapie bleibenden Erfolg wünscht, so wagt er Eure Königliche Hoheit zu bitten, Höchstdieselbe möge allerhuldvollst anregen, dass die Hydrotherapie in den Lehrplan der medizinischen Fakultäten an den drei Landesuniversitäten zu einem obligaten Lehrfach erhoben werde, und ist seinerseits bereit, solchen Persönlichkeiten, welche die Hydrotherapie zu studieren gedenken und in Wörishofen die von ihm eingehaltene Anwendung praktisch kennenlernen wollen, in gefälligster Weise entgegenzukommen.

In tiefster Ehrfurcht
Euer Königlichen Hoheit unterthänigster
Sebastian Kneipp

Der Widerstand der Hochschulmediziner war sehr heftig. Kneipp und seine ärztlichen Anhänger erhielten derbe Kritik. Wie schroff die Schulmedizin und ihre Vertreter damals urteilten, bewies Professor Dr. med. Hugo Wilhelm von Ziemssen, der führende Münchner Kliniker, im Jahre 1896: „Aufs tiefste müssen wir es bedauern, dass sich Ärzte so weit herabwürdigen konnten, zu Helfershelfern des Kneipp'schen Hokuspokus zu werden. Wir weisen solche Afterärzte von der Schwelle der geheiligten Wissenschaft."

1986, ein knappes Jahrhundert später, bekannte der international renommierte Physiologe und Sozialmediziner, Professor Dr. med. Hans Schäfer, Heidelberg: „Sebastian Kneipp war und ist der Wegbereiter einer kommenden Medizin, Leitbild für eine gesundheitsbewusst lebende Gesellschaft. Kneipp war ein hellsichtiger Mann, ich verneige mich vor seinem Genius und seinem Ethos."

Kneipps Gesundheitslehre und sein Behandlungskonzept „Die fünf Säulen der Kneipp-Therapie" haben unter den klassischen Naturheilverfahren einen hervorragenden Stellenwert.

Sebastian Kneipp (17. 5. 1821 – 17. 6. 1897) wirkt weit über seinen Tod hinaus. Ohne eine besondere Fügung und das darauf folgende Erlebnis der „Selbstheilung" hätte es niemals eine so weitreichende Kneipp-Bewegung in Deutschland gegeben. Wegen der Bedeutung dieses „Zufalls" sei an dieser Stelle die Rettung des an schwerer Lungentuberkulose erkrankten 26-jährigen Gymnasiasten Sebastian Kneipp durch das Auffinden einer Schrift des *Phil. und Med. Doct. und Practicus zu Schweidnitz, Johann Siegemund Hahn* erwähnt. Der Titel lautete: *„Unterricht von Krafft und Würckung des frischen Wassers in die Leiber der Menschen besonders der Krancken bey dessen innerlichen und äusserlichen Gebrauch … Welchen aus deutlichen durch Erfahrung bestätigten Vernunfft-Gründen ertheilet Johann Siegemund Hahn"*.

Im vorletzten Jahr seiner Gymnasialzeit besucht der Arzt ihn wohl neunzigmal, im letzten Studienjahr gar hundertmal. Sebastian Kneipp: „Ich selbst hatte alle Hoffnung aufgegeben und sah mit stiller Ergebung meinem Ende entgegen. Zur Unterhaltung und Zerstreuung blätterte ich gerne in Büchern. Der Zufall – ich bediene mich dieses gebräuchlichen, aber vagen, das ist nichtssagenden Wortes; denn es gibt gar keinen Zufall – spielte mir ein unscheinbares Büchlein in die Hand; ich öffnete es; es handelte von der Wasserheilkunde. Ich blätterte hin und blätterte her; da stand Unglaubliches. Am Ende, so blitzte ein Gedanke in mir auf, findest du gar deinen selbsteigenen Zustand! Ich blätterte weiter. Richtig, das passte, das stimmte, das war fast bis aufs Haar getroffen. Welche Freude, welcher Trost! Neue Hoffnungen elektrisierten den welken Leib und den noch welkeren Geist. Das Büchlein wurde zuerst der Strohhalm, an den ich mich klammerte; nach kurzer Zeit war es der Stab, auf welchen sich der Kranke stützte; heute gilt es mir als Rettungsboot, welches eine barmherzige Vorsehung mir zur rechten Zeit, in der Stunde der höchsten Not sandte."

Kneipp beschloss, Dr. Hahns „schroffe und strenge" Methode bei sich selbst anzuwenden: „... ich probierte ein Vierteljahr, ein halbes Jahr; ich fühlte keine wesentliche Besserung, aber auch nie Nachteile. Das gab Mut. Es kam der Winter des Jahres 1849; ich war wieder in Dillingen. Wöchentlich zwei- bis dreimal suchte ich eine einsame Stelle und badete einige Augenblicke in der Donau. Rasch war ich der Badestelle zugeeilt, noch rascher marschierte ich nach Hause in die warme Stube. Schaden brachte die kalte Übung nie, Nutzen, wie ich meinte, nicht viel. Im Jahre 1850 kam ich an das Georgianum nach München. Da fand ich einen armen Studenten, dem es noch viel schlimmer erging als mir selbst. Der Anstaltsarzt weigerte sich, ihm zur Erlangung des für die Weihe notwendigen Tischtitels ein Gesundheitszeugnis zu schreiben; denn, so lautete das Verdikt, er lebe nicht mehr lange. Jetzt hatte ich einen lieben Kollegen. Ich weihte ihn ein in die Mysterien (Geheimnisse) meines Büchleins, und wir beide probierten und praktizierten um die Wette. Der Freund erhielt binnen kurzem das gewünschte Zeugnis und lebte noch mehrere Jahrzehnte. Ich selbst erstarkte mehr und mehr... Ein treubewährter Freund blieb mir das Wasser."

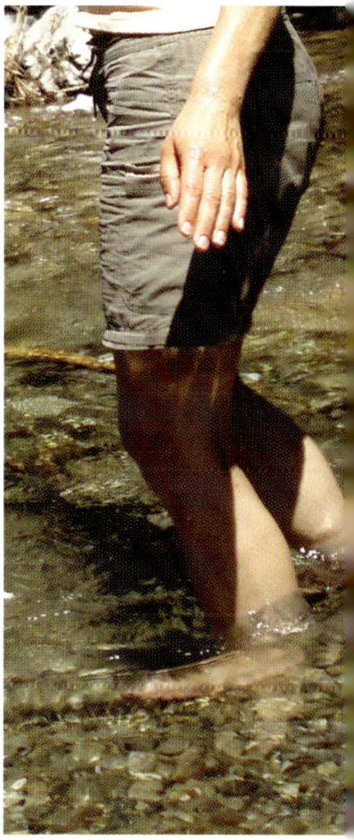

Schaden brachte die kalte Übung nie.

Kneipps Gesundheitslehre und sein Behandlungskonzept „Die fünf Säulen der Kneipp-Therapie" haben unter den klassischen Naturheilverfahren einen hervorragenden Stellenwert und werden von der etablierten, naturwissenschaftlich orientierten Medizin teilweise anerkannt. Es wird deutlich, dass die sogenannte „Ganzheitsmedizin" keineswegs im Widerspruch zur gegenwärtigen Humanmedizin steht. Vielmehr geht es heutzutage um eine sinnvolle Ergänzung und Integration von „Naturschulmedizin“ und Hochschulmedizin nach dem versöhnlichen Motto: Nicht gegen, sondern mit der Hochschulmedizin oder bildlich gesprochen: „Naturschulmedizin“ und Hochschulmedizin sind zwei Äste an einem Baum.

Sebastian Kneipp gebührt Ehre, weil er als Geistlicher und sogenannter Laienmediziner die geniale Idee seiner Vorgänger Johann Siegemund Hahn (1696–1773), Arzt, Schweidnitz und Vinzenz Prießnitz (1790–1851), Landwirt, Gräfenberg wieder aufgriff und durch seine eigenen Erfahrungen und Anwendungserfolge neu belebte und auch erweiterte. Kneipp war demnach nicht nur Seelsorger, sondern ebenso leidenschaftlich engagierter „Leibsorger“. Mutige Menschen, die nicht immer mit dem Strom der Zeit schwimmen, werden zunächst geringschätzig belächelt oder sogar beschimpft. Wegen der unverkennbaren Heilerfolge und einer breiten Akzeptanz und Beliebtheit in der Bevölkerung werden schließlich zu ihren Ehren, meistens aber erst nach ihrem Tod, Museen und Straßen nach ihnen benannt und Büsten und Denkmäler aufgestellt. So erging es auch Kneipp.

Ein treubewährter Freund blieb mir das Wasser.

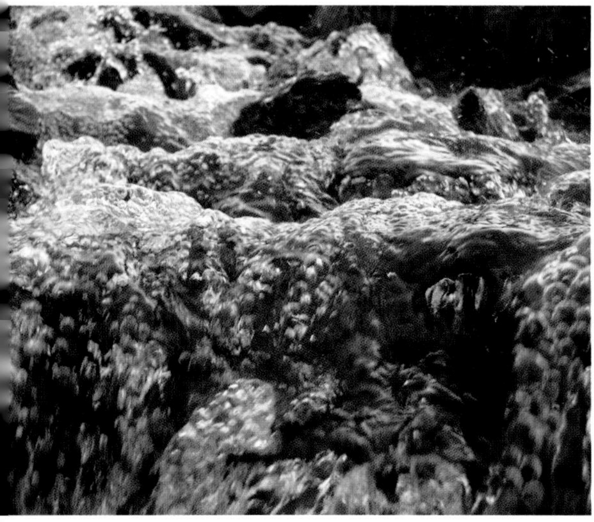

Den „Wasserdoktor“ haben ihn die einen spöttisch, die anderen ehrfurchtsvoll genannt. Seine Medizin war billiger als die herkömmliche Arznei, sogar die Ärmsten konnten sie sich leisten: nichts als Wasser. Und doch hat Sebastian Kneipp, der Pfarrer von Bad Wörishofen im Allgäu, Tausende von hoffnungslosen Patienten damit gesund gemacht.

Unabhängig von Ort und Person bleiben stets die Heilmittel (Wasser, Heilpflanzen, Bewegung, Ernährung und Ordnung) als Fundament einer komplexen naturgemäßen Therapie nach Kneipp Voraussetzung für das ganzheitliche Wirkprinzip!

Das Leben ist eine harte Schule,
es erfordert den ganzen Menschen mit
Leib und Seele; es verlangt noch mehr:
Wer nicht verzagen und verzweifeln will,
den muss eine höhere Idee beseelen, der
muss sich stets bewusst sein, dass das
Erdenleben nicht der Endzweck unseres
Daseins ist.

Sebastian Kneipp

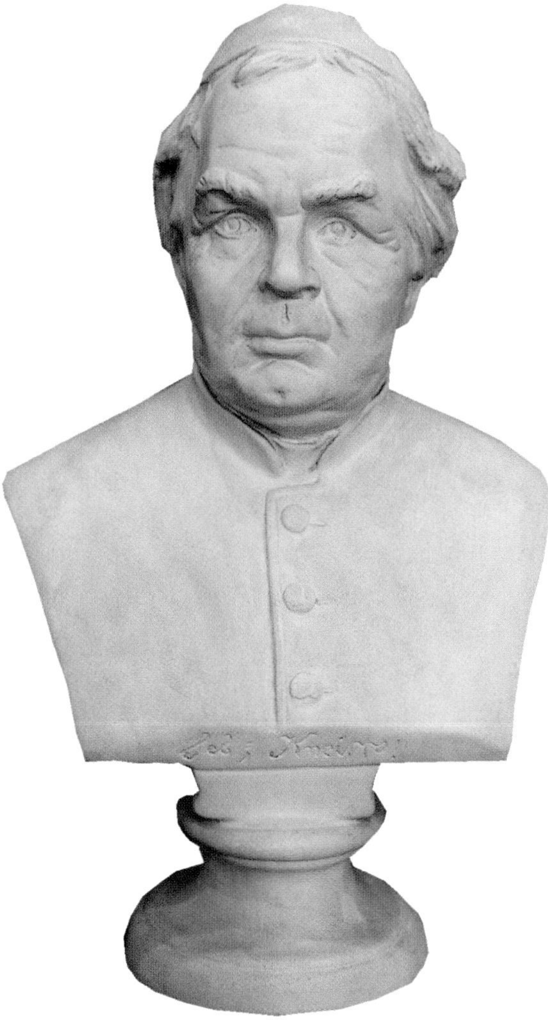

Kneipps Leben

Sebastian Kneipp wurde am 17.05.1821 in Stephansried bei Ottobeuren im Allgäu geboren. Nur vierzehn Häuser zählte das kleine abgelegene Dorf. Die Viehzucht und Hausweberei diente den meisten Einwohnern zum Grunderwerb.

In den Biographien Sebastian Kneipps wird immer wieder der außergewöhnliche Lebensweg beschrieben, die ärmliche Herkunft und entbehrungsreiche Kindheit des Webersohnes betont. Wer Kneipps schwäbische Geburtsheimat Stephansried in der Nähe von Ottobeuren besucht, der kann einen Hauch seines Lebensschicksals nachempfinden. Die Alpennähe, das raue Klima, das waldreiche Land prägen den Naturstandort.

Wer nicht arm geboren und nicht arm erzogen ist, wird nie recht erfassen das Schicksal, das den Armen trifft. Wer nicht mit den ganz Armen gegessen hat, kennt die Kost der Armen nicht.

„Wer nicht arm geboren und nicht arm erzogen ist, wird nie recht erfassen das Schicksal, das den Armen trifft. Wer nicht mit den ganz Armen gegessen hat, kennt die Kost der Armen nicht", bekennt Kneipp in seiner Selbstbiographie „Aus meinem Leben".

Der Vater Franz Xaver Kneipp war Sohn einer kinderreichen Weberfamilie. Er war ein begabter Webermeister mit guter Allgemeinbildung. Selbst der Dorflehrer von Stephansried, gleichzeitig Schuhmacher des Ortes, suchte gerne bei Vater Kneipp Hilfe. Xaver Kneipp war fleißig, gütig und still. Die Mutter wird als hart und unzugänglich beschrieben. Zwei Töchter, Magdalena und Maria, brachte die Witwe Rosina Schalber mit in die Ehe, die sie mit Xaver Kneipp einging. Aus dieser Ehe gingen noch drei weitere Kinder hervor, nämlich die Töchter Viktoria und Therese und Sebastian Anton Kneipp, der einzige Sohn. Das Heranwachsen mit den vier Schwestern mag wohl auch Kneipps Charakter geprägt haben. Seine Mutter war sehr streng. Sie verbot dem „Baschtl", mit den Nachbarskindern zu spielen und verweigerte ihm das Salz zu den Kartoffeln. „Nur zu Kirchweih konnten wir uns satt essen", berichtet Kneipp, Brotsuppe und Erdäpfel waren die übliche Kost. Sein dürftiges

Bett stand direkt unter dem Schindeldach. Hatte es nachts einmal geschneit, dann konnte er vom Bett aus gleich Schneeballen machen. „Mit elf Jahren musste ich in den Keller, um die Weberei einzuüben, und mit zwölf Jahren musste ich täglich fünf Ellen (1 Elle = 55–65 cm) Leinwand weben, wozu ich von morgens früh bis abends brauchte."

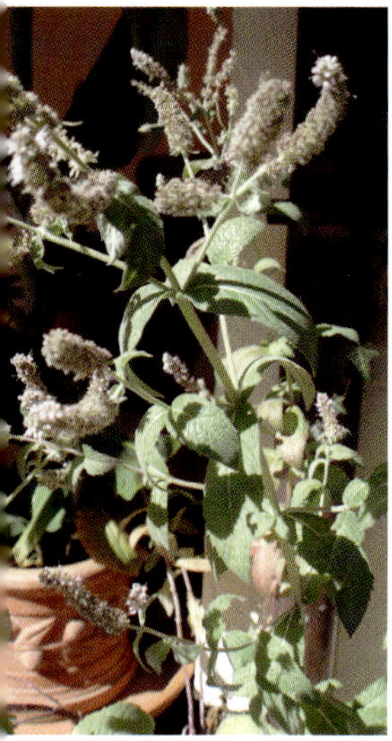

Die Wirkung der Heilkräuter lernte Kneipp schon als Kind kennen.

Als erfahrenes „Kräuterweible" hat ihn aber die Mutter wiederholt mit auf die Wiesen genommen, ihm die heimischen Heilpflanzen gezeigt und ihm deren Wert als Heilmittel für allerlei Krankheiten erklärt. Von der Mutter schreibt Kneipp: „... die Mutter, die sich auf heilende Kräuter versteht, die alle im Freien wachsen und wohltuend sind. Man darf sie suchen und pflücken, der Mutter zur Aufbereitung bringen und sich darauf verlassen, dass sie eines Tages dem Vieh oder gar einem kranken Menschen genesen helfen." Sie weckte bei Kneipp das Interesse an Heilkräutern. Er hatte ja als Viehhüter auch längst beobachtet, dass die Kühe durchaus nicht ohne Wahl fraßen. So lernte er die Bedeutung der Kräuter kennen.

Schon der Zehnjährige, der das Handwerk des Vaters erlernen und so zum Unterhalt der Familie beitragen sollte, äußert den Wunsch, Geistlicher zu werden. Die Eltern konnten ihm jedoch die finanziellen Mittel für ein Theologiestudium nicht zur Verfügung stellen. Deshalb begann Sebastian, sich nebenbei als Viehhüter etwas Geld zu verdienen.

Einmal beobachtete er dabei eine hinkende Kuh, wie sie im kalten Wasser des Mühlbaches stehen blieb. Der kühle Mühlbach tat der verletzten Kuh sichtlich gut. Vielleicht wurde Kneipp hier schon als Kind auf die heilsame Wirkung des Wassers hingewiesen. Was dem kranken Tier gut tut, das kann dem Menschen nicht schaden.

Kneipp beobachtete die Knechte, die sich in der Früh und am Abend nach getaner Arbeit am Tränktrog kräftig wuschen. „Ich erinnere mich noch recht gut", schreibt Kneipp, „an ein altes Mütterchen, das im Sommer sehr oft am Abend ins Freie gesessen und ihre Füße ins kalte Wasser gesteckt, zehn Minuten und darüber, und oft gesagt hat: ‚Wenn ich das nicht tue, dann brennen mich meine Füße, und ich fühle mich so müde. Das Wasser aber zieht mir alles aus.'"

Der junge Kneipp hatte eine gute Beobachtungsgabe, er war vielseitig interessiert. Sebastian Kneipp erzählt selber: „Es war mir nichts lieber, als Versuche zu machen." Er hätte gerne gelernt, wie man Bäume veredelt. Weil er aber zu schüchtern war, einen erfahrenen Gärtner zu fragen, ging er heimlich in dessen Baumschule und guckte sich die Veredelungstechnik ab.

Auch die Bienenzucht weckte bei ihm Begeisterung. „Damit ich in meiner Jugend immer eine Beschäftigung hatte, schenkte mir mein Vater einen Bienenstock, der mich sicher mehr freute, als wenn ich einen Bauernhof bekommen hätte. Jede freie Zeit brachte ich bei diesem Bienenstock zu." Als Sebastian 18 Jahre alt war, starb die Mutter plötzlich an einem Blutsturz. An seinem 21. Geburtstag brannte das elterliche Haus nieder, dabei gingen seine mühsam zusammengetragenen Ersparnisse verloren. Ihm blieb nichts mehr übrig als ein grobes Hemd und eine Zwillichhose. Kneipp erinnert sich: „In meinem Leben habe ich nie so aufgefasst, wie eitel der Menschen Pläne sind und wie auf einmal der Unendliche dem Plänemachen und Ausführen der Pläne ein Ende macht." Dennoch gab Kneipp nicht auf. Er verließ die Heimat und fand in der Gemeinde Grönenbach Unterkunft und in Kaplan Mathias Merkle einen Geistlichen, der bereit war, ihm Lateinstunden zu geben. Mit Merkles Hilfe wurde Kneipp 1844 in das Gymnasium in Dillingen aufgenommen, und mit „würdigem" Erfolg verließ er es 1848 als 27-Jähriger.

Die entbehrungsreiche Kindheit zeigte bald Auswirkungen. Das Hocken im Studierzimmer bei wenig Licht und schlechter Luft, Schlafmangel und karge Kost taten das Übrige dazu. Kneipp erkrankte an Lungentuberkulose. Die Ärzte hatten ihn schon aufgegeben. Kneipp: „War ich früher an viel schwere körperliche Arbeit gewöhnt, hatte ich auch die beste, einfachste, starke Landkost, Winter und Sommer viel Bewegung und freie Luft, so fühlte ich jetzt eine zunehmende Schläfrigkeit in meinem ganzen Körper. Ich war so matt, dass ich jeden Morgen nach dem Aufstehen eine halbe Stunde auf einem Stuhle sitzen musste, um wieder gehen zu können. Wie ich zu Ostern in der Oberklasse von meinem Vater geholt wurde, hörte ich mit eigenen Ohren, wie der Wirt sagte: ‚Weber, diesmal holt ihr euren Sohn zum letzten Mal.'"

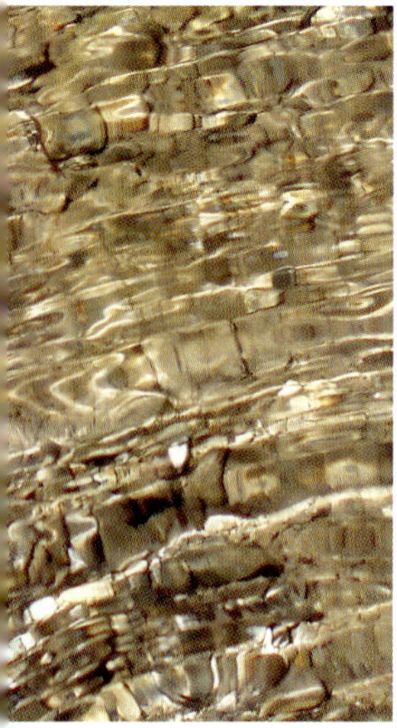

Eines Tages ging Kneipp aus Trübseligkeit mit einem Studierenden in die Hofbibliothek zu München, mehr um zerstreut zu werden. Dort stieß er auf das bereits erwähnte Büchlein mit dem Titel: „Unterricht von Krafft und Würckung des frischen Wassers in die Leiber der Menschen besonders der Krancken bey dessen innerlichen und äusserlichen Gebrauch … Welchen aus deutlichen durch Erfahrung bestätigten Vernunfft-Gründen ertheilet Johann Siegemund Hahn, Phil. Medic. Doctor und Practicus in Schweidnitz (1749)." Das Büchlein, das er später immer wieder dankbar erwähnte, brachte ihm die Heilung. Durch wöchentlich mehrmalige eiskalte Sekundeneintauchungen in die winterliche Donau in Dillingen gelang ihm durch Unterstützung der Naturkräfte die Genesung.

Das Theologiestudium begann Kneipp 1849 ebenfalls in Dillingen. Nach einem Stiftungsaufenthalt im Priesterseminar „Georgianum" in München schloss er das Studium 1852 ab. Die heißersehnte Priesterweihe fand am 6. August 1852 im Dom zu Augsburg, die Primiz am 24. August des gleichen Jahres in Ottobeuren statt.

1854 stirbt Kneipps Vater in Stephansried an Cholera. Anderen konnte Sebastian Kneipp mit Wasseranwendungen und Heilkräutern das Leben retten, was ihm auch den Beinamen „Cholerakaplan" einbrachte; doch für den eigenen Vater kam seine Hilfe leider zu spät. Kneipp hatte mit seinen Anwendungen bessere Erfolge als die Ärzte. Aus Sorge um ihr Geschäft wurde er von einem Arzt und Apotheker wegen „Kurpfuscherei" angezeigt. Kneipp erhielt zunächst absolutes Kurierverbot. Von der

Obrigkeit wurde er gerügt, von Missgünstigen vor Gericht gezerrt.

Ein königliches Dekret von 1842 hatte bestimmt, dass das Dominikanerinnenkloster in Wörishofen seine Selbstständigkeit wieder erlangen durfte. Kaplan Kneipp war geeignet, die wirtschaftliche Führung des Klosters zu übernehmen. Außerdem wurde er geistlicher Leiter und Beichtvater der Dominikanerinnen. Dem Kloster unterstanden auch eine Mädchenschule und eine Erziehungsanstalt für Verwaiste. Kneipp kümmerte sich besonders um die Kinder aus der Bewahranstalt. Er schrieb sogar einen „Katechismus für den Schulgebrauch".

Meist durch Vergleiche mit der Natur und in Parabeln brachte er den Kindern im Religionsunterricht den Schöpfer näher. Er gab auch Rechenunterricht: „Jetzt schaut einmal her auf meine Rechenmaschine". Die zehn Finger seiner beiden Hände spreizte er dabei. Kneipp erkannte auch den hohen erzieherischen Wert des Theaterspielens.

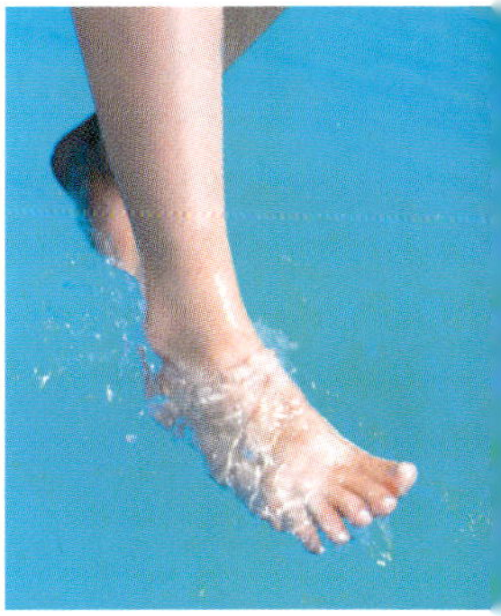

Er gründete 1885 eine Haushaltsschule. Die Mädchen wurden im Kochen und am Webstuhl, den er aus Stephansried herbeischaffen ließ, unterwiesen. Zum Bau einer Kinderheilstätte, Kneipps Kinderasyl, brachte er seine Erlöse aus den Vortragsreisen und Spenden ein, insgesamt eine Summe von 284 000 Mark. 1891 erschien das Buch: „Ratschläge zur Kinderpflege in gesunden und kranken Tagen" und der „Ratgeber für Gesunde und Kranke". Zuvor waren schon die beiden berühmtesten Werke „Meine Wasserkur" (1886) und „So sollt ihr Leben" (1889) in erster Auflage veröffentlicht worden.

Kneipps erste Bücher widmeten sich jedoch nicht der Gesundheitspflege, sondern mehr landwirtschaftlichen Themen. Ein Büchlein trug den Titel „Fritz der fleißige Landwirt", eine einfache Anleitung zur Verbesserung der Pflege der Wiesen. Schließlich schrieb er noch einen praktischen Ratgeber über die „Kaninchenzucht".

26 Jahre wirkte Kneipp als Seelsorger und Wirtschaftsleiter des Dominikanerinnenklosters in Wörishofen. Er sorgte in seinem Amt für die Erneuerung der Klosterwirtschaft. Er führte neue Kleesorten ein und entwickelte ein selbst erdachtes Entwässerungssystem für die feuchten Wiesen. Kneipp bekämpfte erfolgreich die Maul- und Klauenseuche durch eine besondere Stallführung und Wasseranwendungen. International gewürdigt wurde er wegen seiner hervorragenden Kenntnisse in der Bienenzucht. Als angesehener Imker schrieb Kneipp später auch ein Bienenbüchlein. Pfarrer Kneipp folgte der Regel der Mönche „Ora et labora“. Er wusste aus eigener Erfahrung um die gesundheitsförderliche Wirkung körperlicher Arbeit. So wird berichtet, dass der Herr Beichtvater auch eine Chorfrau zwar freundlich, aber mit allem Nachdruck dazu aufgefordert habe, eine Fuhre Mist aufzuladen. Zuerst weigerte sich die Betroffene, doch dann zeigte sie Gehorsam und überwand sich. Nach Erledigung des Auftrags freilich war die Arme völlig erschöpft und musste sich niederlegen.

Im Vorwort zu seinem 1886 erschienenen berühmten Werk „Meine Wasserkur“ bekennt Kneipp: „Als Priester bin ich für die Seelsorge bestimmt, und ich wäre herzlich froh, wenn keine andere Last meine Schultern drücken würde“.

Werbeanzeige des Ortes Bad Wörishofen von 1952

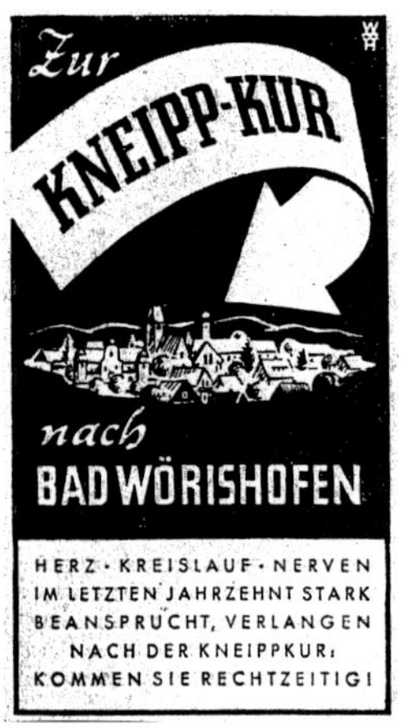

Keine Minute durfte ungenutzt verstreichen. Das Geheimnis seiner Kraft mit 70 Jahren beruhte darauf, dass Kneipp seine Zeit zu nutzen verstand. Schon früh hasste er jede Zeitverschwendung. Er stand morgens zwischen 4–5 Uhr auf und begann sein Tagwerk. Noch kurz bis vor seinem Tode war Pfarrer Kneipp darauf bedacht, die Neugeborenen selbst zu taufen, seine Pfarrkinder selbst zu trauen und die ihm Anverwandten zum Grabe zu geleiten.

Durch Sebastian Kneipp wandelte sich Wörishofen innerhalb weniger Jahre zum international bekannten Kurort. Die ersten Badehäuser wurden bald gebaut, als das Badehäuschen im Innenhof des Klosters zu klein wurde. Die Nachfrage nach Unterkünften nahm ständig zu. Nicht selten war es nötig, die

Gäste vorübergehend in Heuschobern unterzubringen. Es wurde eine 80 m lange und 4,5 m breite Wandelbahn aus Holz gebaut. Die Besitzerin des ersten Kneipp-Spezialitätenrestaurants verfasste ein eigenes Kneipp-Kochbuch, „Die Wörishofener Küche, Kochbuch im Sinne Kneipps".

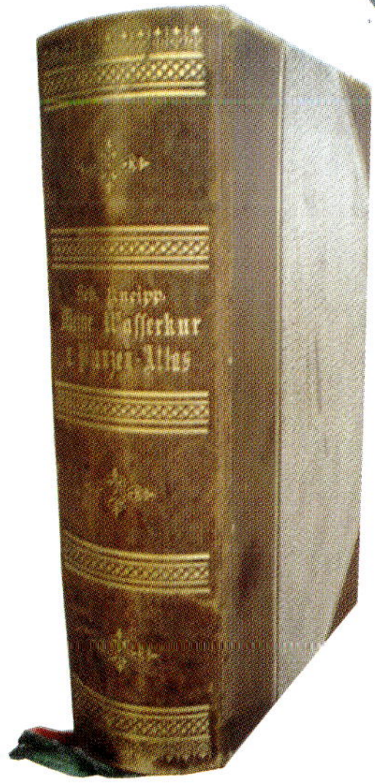

„Meine Wasserkur", wie viele der Bücher von Kneipp, wurde bei Kösel gedruckt.

Im Auftrage Kneipps wurden drei Stiftungen gebaut. Die Grundsteinlegung zum Priesterkurhaus, Sebastianeum, erfolgte 1890. Das Kinderasyl – die heutige Kinderheilstätte – wurde 1893 eröffnet. Und das Richtfest des Kneippianums war im Oktober 1895.

Weil Kneipp schon des Schreibens müde war, sandte der Beuroner Abt Maurus Wolter seinen Privatsekretär. Pfarrer Kneipp diktierte ihm aus seinen Erfahrungen. So entstand das Manuskript zu seinem erstem Erfolgswerk mit dem Titel „Meine Wasserkur". Dieses übergab Kneipp dem Inhaber der Köselschen Druckerei in Kempten.

Die erste Auflage von 500 Exemplaren war schnell vergriffen. Der Verleger war zunächst recht skeptisch. Wer sollte ein solches Buch kaufen, wo doch die meisten Leute wasserscheu waren. Bald waren auch Übersetzungen in mehr als 10 Sprachen nötig. Das Buch kostete seinerzeit 2,60 Mark; Kneipp erhielt pro Exemplar ein Honorar von 20 Pfennig. Der Zustrom Heilungssuchender setzte verstärkt ein. Unter ihnen waren bald hohe und höchste Herrschaften, und gerade an diesen Menschen, die damals schon luxuriös lebten, konnte Kneipp all die Zivilisationsschäden sehen: fehlende Abhärtung, Bewegungsmangel, falsche Ernährung, Genussmittelmissbrauch, geistig-seelische Konflikte. Deshalb schrieb er ein zweites Buch, das 1889 unter dem Titel „So sollt ihr Leben" erschien. Schon durch seine seelsor-

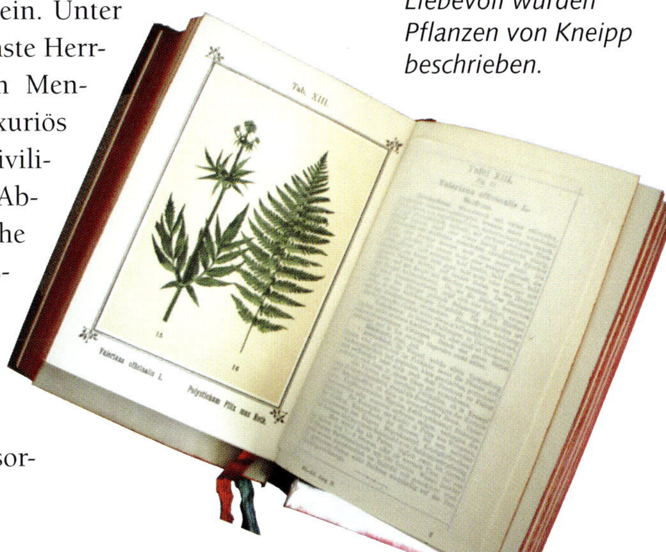

Liebevoll wurden Pflanzen von Kneipp beschrieben.

gerische Tätigkeit war Pfarrer Kneipp das Reden und Vortragen gewohnt. Er benutzte auch oft seine Sprechstunden, bei denen ja meist mehrere Patienten anwesend waren, zu belehrenden Gesprächen.

Von seinem 71. Lebensjahr an unternahm Kneipp über 30 große Vortragsreisen, die ihn quer durch ganz Europa führten. Das wohl größte Erlebnis für den Seelsorger Kneipp war die Audienz beim Papst Leo XIII. in Rom. Dieser ernannte Kneipp per Dekret zum Päpstlichen Geheimkämmerer mit dem Titel „Monsignore".

„Weil die Zeit bei meinen Sprechstunden zu kurz ist, um mit jedem einzelnen Kurgast lange zu sprechen, habe ich auf vielseitiges Drängen angefangen, Vorträge zu halten, um das, was ich in der Sprechstunde nicht alles sagen kann, bei den Vorträgen zu sagen. Die Vorträge habe ich zugleich auch als Unterhaltung mit meinen Kurgästen angesehen und deswegen mit Humor gewürzt, damit die Lachmuskeln nicht ohne Tätigkeit bleiben mussten."

Als die Wandelbahn errichtet war, hielt Kneipp jeden Nachmittag einen öffentlichen Vortrag. Oft drängten sich viele interessierte Kurgäste und Heilungssuchende hinzu.

Dr. Alfred Baumgarten, sein ärztlicher Berater, berichtet: „Seine Sätze waren niemals fein, geschliffen, sondern sein ganzer Stil, der für ihn typisch war, war etwas grobknochig, aber unendlich verständlich und anheimelnd in seiner derbeinfachen Deutlichkeit und sehr bildreich." Hatte Kneipp wieder einmal gewettert über allerlei dumme Gewohnheiten und anschließend seine Ratschläge für ein vernünftiges Leben aufgezeigt, dann schloss er etwa so: „Nun habe ich es euch gesagt. Wenn ihr es tut, ist es recht, wenn nicht, so habe ich es wenigstens gesagt. Macht nun, wie ihr wollt. Der Schaden oder der Nutzen ist euer."

Jedoch nicht nur Gönner und Freunde waren ihm beschert. Kneipp hatte auch Gegner. Besonders die Ärzte wollten sich nicht ins Geschäft pfuschen lassen. Kneipp berichtet selbst: „Eines Tages wurde ich zum Landgericht zitiert, um mich zu verantworten, dass ich mich so viel mit Medizin abgebe; die Ärzte führten immer Klagen, und ein Apotheker hatte mich angeklagt wegen Gewerbebeeinträchtigung durch die Wasserkur." In der Verhandlung stellte Kneipp dem Richter zwei Fragen: „1. Wenn jemand krank ist und findet gar keine Hilfe und hat schon mehrere Ärzte gehabt, soll man diesem nicht helfen? 2. Wenn jemand all sein Geld für Doktor und Apotheker ausgegeben und die Ärzte erklären, wir hören jetzt auf, weil Sie kein Geld mehr haben, helfen tut doch nichts – soll man diesem nicht helfen?" Auf diese Frage stellte der Landrichter die Frage: ‚Ich habe schon sechs Wochen einen recht schmerzlichen Rheumatismus auf dem Genick, kein Arzt kann mir helfen, wissen Sie mir nicht auch ein Mittel, dass ich von diesem lästigen Rheumatismus befreit werde?' Natürlich musste ich doch dem Herrn Landrichter ein Mittel sagen, durch das er recht bald geheilt werde. Nun hat Herr Landrichter gesagt: ‚Kurieren Sie die, welche keine Hilfe bekommen oder kein Geld haben, um Hilfe zu suchen, und seien Sie ein Helfer in der Not'.

Am 17. Juni 1897, 4.30 Uhr starb Sebastian Kneipp im 77. Lebensjahr.

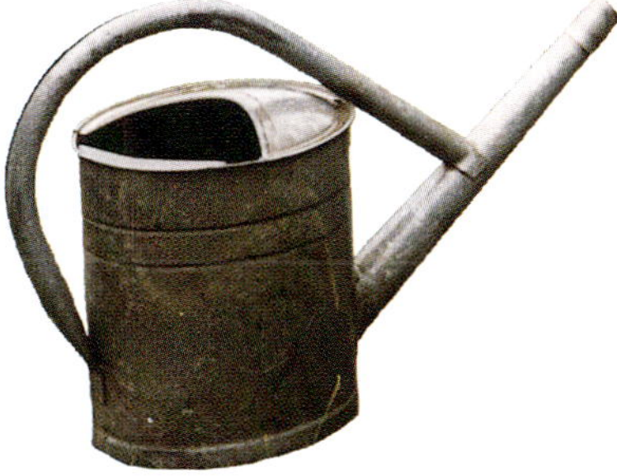

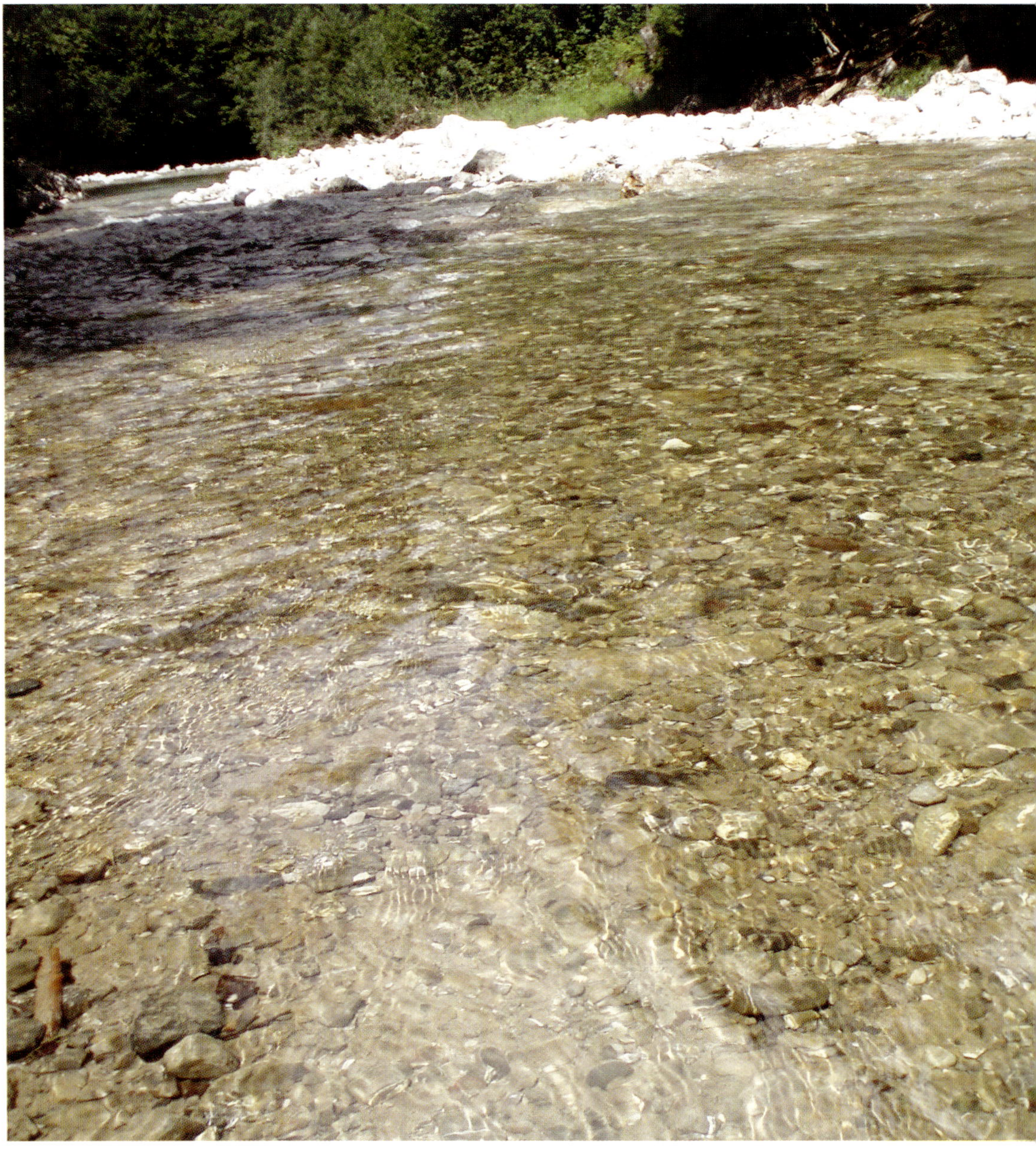

Die fünf Säulen der Kneipptherapie

Die komplexe Physiotherapie nach Kneipp besteht aus fünf Wirkprinzipien. Die fünf Säulen der Kneipptherapie, die sich gegenseitig in ihrer Wirkung unterstützen und sinnvoll ergänzen, lauten:

1. Hydrotherapie
2. Phytotherapie
3. Bewegungstherapie
4. Ernährungstherapie
5. Ordnungstherapie

Die meisten Menschen verbinden mit dem Namen Kneipp nur kaltes Wasser. Sie halten die Kneipp-Kur für eine Rosskur, die nur mit viel Überwindung durchführbar ist. Dies mag vielleicht für die schroffen Kaltwasserreize des Landwirtes Vinzenz Prießnitz (1799–1851) in Gräfenburg bei Freiwaldau zugetroffen haben, bei Pfarrer Sebastian Kneipp (1821–1897) finden wir jedoch eine fein abgestimmte und wohldosierte naturgemäße Heilweise. „Die Anwendung sollte so milde wie möglich und so stark wie nötig sein", empfiehlt Kneipp. „Dreißig Jahre habe ich sondiert und jede einzelne Anwendung an mir selbst erprobt. Dreimal – ich gestehe offen – sah ich mich veranlasst, mein Wasserverfahren zu ändern, von der Strenge zur Milde, von großer Milde zu noch größerer herabzusteigen." Die Anwendung des Wassers zu therapeutischen Zwecken (Hydrotherapie) ist *eine* Säule seiner Gesundheitslehre:

1. Hydrotherapie (Behandlung mit Wasser)

Die Wirkungsweise des Wassers beschreibt Kneipp in der Einleitung zu seinem Buch „Meine Wasserkur" wie folgt:

„Auflösen, ausleiten (gleichsam abwaschen), kräftigen, diese drei Eigenschaften des Wassers genügen uns, und wir stellen die Behauptung auf: Das Wasser, speziell (im Besonderen) unsere Wasserkur, heilt alle überhaupt heilbaren Krankheiten, denn ihre verschiedenen Wasseranwendungen zielen darauf ab, die Wurzeln der Krankheit auszuheben; sie sind imstande:

a) die Krankheitsstoffe im Blute aufzulösen,
b) das Aufgelöste auszuscheiden,
c) das so gereinigte Blut wieder in die richtige Zirkulation zu bringen,
d) endlich den geschwächten Organismus zu stählen, das heißt zu neuer Tätigkeit zu kräftigen."

Kneipp betont: „Ist das Wasser für den gesunden Menschen ein vorzügliches Mittel, seine Gesundheit und Kraft zu erhalten, so ist es auch in der Krankheit das erste Heilmittel. Es ist das natürlichste, einfachste, wohlfeilste und, wenn recht angewendet, das sicherste Mittel."

Teilnehmer eines Kneipp-Seminars, im Dr.-Max-Otto-Bruker-Kräutergarten in Lahnstein.

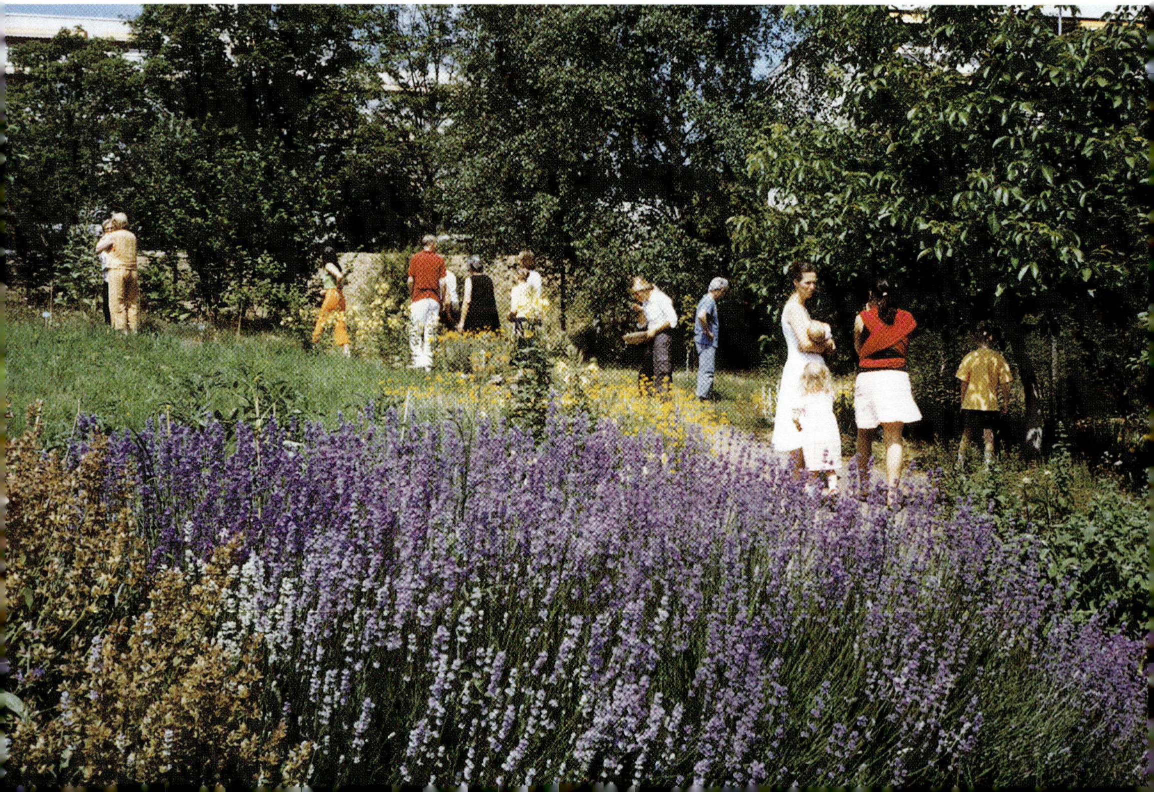

Die Hydrotherapie nach Kneipp mit ihren zahlreichen Variationsmöglichkeiten lässt sich hervorragend individuell abstimmen. Zu den Anwendungsformen des Wassers gehören Waschungen, Wickel, Auflagen und Packungen, Güsse, Bäder und Dämpfe. Die Wasserbehandlung nach Kneipp ist ein aktives Gefäßtraining. Es kann mit kalten, warmen oder wechselwarmen Wasserreizen gearbeitet werden. Für den Hausgebrauch sind besonders die sogenannten „kleinen Abhärtungsübungen" erwähnenswert; dazu zählen u. a. das Barfußlaufen, das Wassertreten, Tautreten und Schneegehen, die Ganzwaschung und das Trockenbürsten. Durch die regelmäßige Übung wird der Organismus zu sinnvollen Reaktionen veranlasst. Die Abwehrlage verbessert sich und die Widerstandskraft steigt. Das tägliche Gesundheitstraining zu Hause führt schon nach kurzer Zeit zu allgemeinem Wohlbefinden.

2. Phytotherapie (Behandlung mit Heilpflanzen)

„Unser Herrgott hat für jedes Leiden ein Kräutlein wachsen lassen. Pflanzt man, was man essen kann, warum soll man nicht auch pflanzen, was heilen kann." Kneipp war ein Kenner auf dem Gebiet der Pflanzenheilkunde: „Lange Jahre hindurch habe ich sondiert und geprüft, getrocknet und zerschnitten, gesotten und gekostet. Kein Kräutchen, kein Pulver, das ich nicht selbst versucht und als bewährt befunden habe." Heilkräuter werden entweder als Ganzes oder auch nur aus Teilen der Pflanzen verwendet, so zum Beispiel die Blätter, die Rinde, die Wurzel, die Blüten oder die Samen und die Frucht.

Die Heilkräuter stellen eine ideale Ergänzung zu den anderen Säulen der Kneipptherapie dar. Heilpflanzen werden in Form von Teezubereitungen, Säften, Dragees, aber auch als Badezusätze, ätherische Öle und Salben verwendet. Um Missverständnissen vorzubeugen, sei an dieser Stelle betont, dass Phytotherapie nichts mit Homöopathie zu tun hat. Für den Hausgebrauch kommen mild wirkende pflanzliche Arzneizubereitungen in

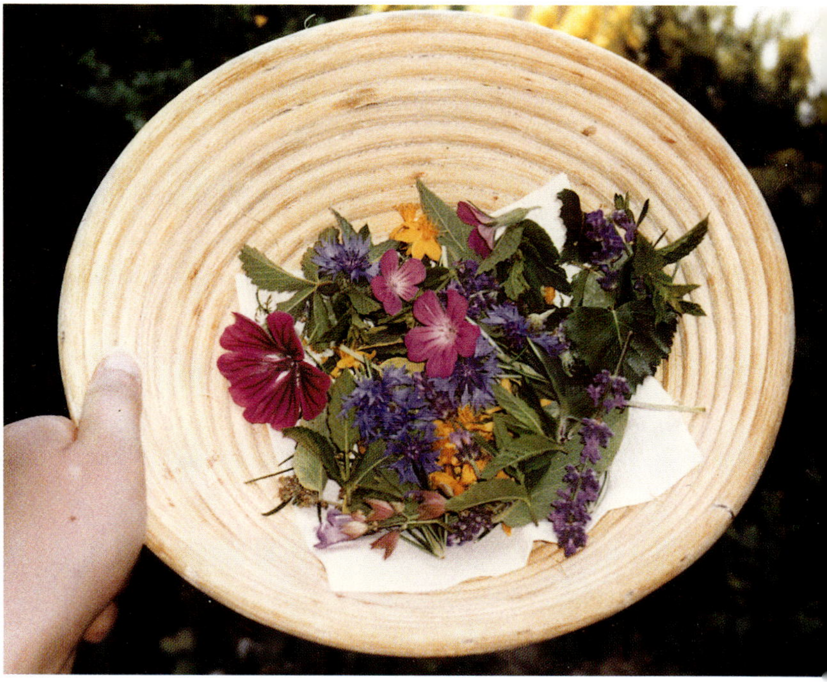

Frage. Viele Menschen neigen heute zur Passivität. Es ist bequemer, eine Tablette gegen Kopfschmerzen oder Schlaflosigkeit einzunehmen, anstatt sich um die Ursachen der Krankheitssymptome zu kümmern und selbstverantwortlich an der Genesung mitzuarbeiten. Heilpflanzen spielen in Kombination mit den Wasseranwendungen in der Kneipptherapie eine große Rolle. Kneipp: „Mit diesen zwei Mitteln, Wasser und Pflanzen, wird man verbessern können, was an der Gesundheit der Menschen verdorben wurde."

In der Phytotherapie wird möglichst die ganze Heilpflanze mit ihrem naturgegebenen Wirkstoffkomplex verwendet. Zu Hause kommen meistens Teeaufgüsse und Badezusätze zum Einsatz. Mild wirkende pflanzliche Arzneien haben bei richtigem Gebrauch keine Nebenwirkungen.

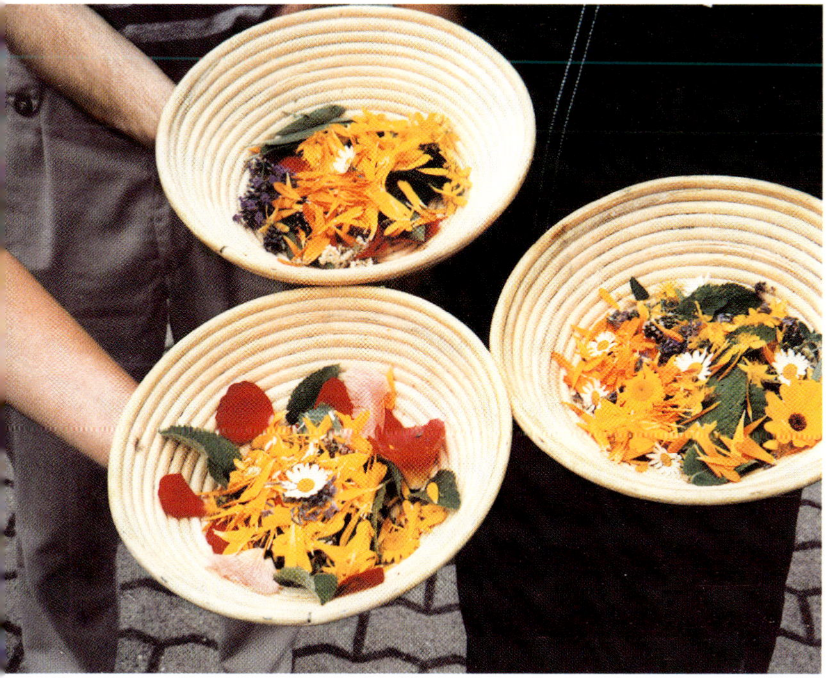

3. Bewegungstherapie

Das Wort „Sport“ kommt vom lateinischen „disportare“ = sich zerstreuen, sich vergnügen. In der Sportmedizin wird darunter jegliche vermehrte körperliche Aktivität zu Heilzwecken verstanden. Sport kann in der Prävention, Therapie und Rehabilitation eingesetzt werden. Die Adaptationen des Organismus durch regelmäßiges Bewegungstraining betreffen fast alle Organsysteme, die Muskulatur, das Skelett, das Nervensystem, die Atmungsorgane, das Endokrinium (innersekretorische Drüsen), den Blutkreislauf und das Herz. Im Vordergrund stehen jedoch die Steigerung der Lebensfreude und die Stärkung des Wir-Gefühls im Sinne der sozialen Integration.

Das Wort „Sport“ kommt vom lateinischen „disportare“ = sich zerstreuen, sich vergnügen.

Bewegungsarmut ist ein Kennzeichen unserer technisierten Welt. Der gesundheitliche Wert körperlichen Trainings muss daher nicht besonders betont werden. Systematische sportliche Betätigung ist in jedem Fall zu empfehlen. Geeignete Bewe-

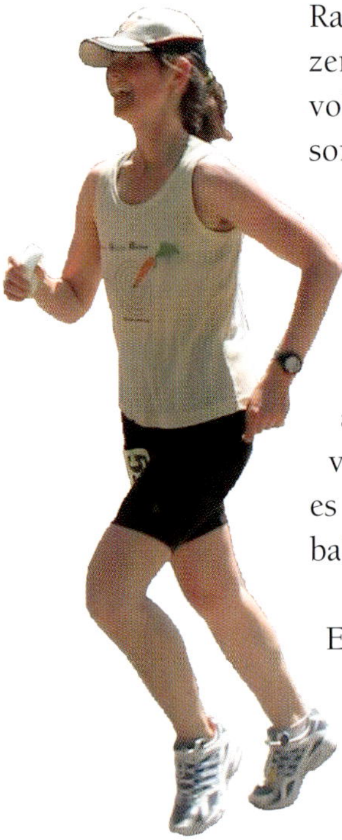

gungsarten für die Prophylaxe sind Gehen, langsames Laufen, Radfahren, Schwimmen, Bergwandern, Skilanglaufen und Tanzen. Wer rastet, der rostet! Kneipp dazu: „Es ist nicht so wertvoll, einen Tropfen Schweiß in der Badestube zu schwitzen, sondern nur der Schweißtropfen, welcher durch körperliche Anstrengung verschwitzt wird, ist Goldes wert. Haben also viele Stände durch ihre Beschäftigung nicht günstige Gelegenheit zur Erhaltung und Vermehrung innerer Kräfte, so ist es notwendig, dass diese wenigstens zeitweilig durch was immer für eine Beschäftigung geübt werden, und dass alle Teile des Körpers in Tätigkeit kommen, damit nicht an verschiedenen Stellen sich schlechte Stoffe ansammeln und es dem Menschen geht wie dem stehenden Wasser, welches bald anfängt zu versumpfen."

Ein moderates Ausdauertraining führt zu positiven Anpassungseffekten im Organismus. Zwischen den Trainingseinheiten sollten Ruhepausen zur Regeneration eingebaut werden.

Wichtig: Langsam beginnen, regelmäßig üben, Überlastungen vermeiden. Falsches Training führt zu Verletzungen. Hochleistungssport wird nicht verlangt. Sport ist in jedem Alter möglich. Als Motto gilt: Untätigkeit schwächt, Übung stärkt, Überlastung schadet. Auf angemessenes Schuhwerk und geeignete Naturtextilien als Bekleidung soll noch hingewiesen werden.

4. Ernährungstherapie

Kneipp war Verfechter einer einfachen, naturbelassenen Vollwertkost. Er kannte ja die natürliche Landkost aus seinem Elternhaus. Er lobte den Wert von Gemüse und Obst und empfahl Vollkornbrot. Kneipp warnte schon damals vor Genussmittelmissbrauch und einer Tiereiweißmast. Nach seinem Vorschlag wurde der original „Kathreiner", ein Ersatzkaffee, entwickelt, weil er den Bohnenkaffee für bedenklich hielt. „Die Zubereitung der Speisen soll einfach und ungekünstelt sein, je näher die Speisen dem Zustande kommen, in welchem sie uns von der Natur geboten werden, desto gesünder sind sie“, riet Kneipp. „Nur die Rückkehr zur einfachen und regelmäßigen Lebensweise kann die heutige menschliche Gesellschaft retten. Kehrt das Volk zur Abhärtung und einfachen Kost zurück, so wird in der Menschheit bald ein Aufschwung zu verzeichnen sein.“

Kehrt das Volk zur Abhärtung und einfachen Kost zurück, so wird in der Menschheit bald ein Aufschwung zu verzeichnen sein.

Auch im Zusammenhang mit der Ernährung fand Kneipp die richtigen Worte: „Wenn Du merkst, Du hast gegessen, hast Du schon zu viel gegessen. Der Weg zur Gesundheit führt durch die Küche – nicht durch die Apotheke!“

Leider wurden viele Ernährungsratschläge Kneipps modifiziert und an die heutige Ernährungslehre angepasst. Die herkömmliche Ernährungslehre hält hartnäckig an einer kalorienbilanzierten, optimierten Mischkost fest.

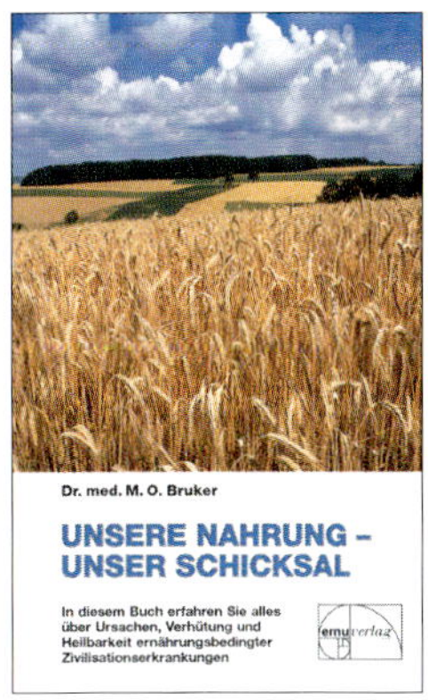

Mit einer vitalstoffreichen Vollwertkost lassen sich die ernährungsbedingten Zivilisationskrankheiten verhüten. Es werden möglichst frische, biologisch angebaute Lebensmittel empfohlen. Mindestens ein Drittel der täglichen Nahrungsmenge sollte aus Frischkost bestehen: Gemüse, Salate, Obst, je nach Jahreszeit, Frischkorngericht, gekeimtes Getreide, Nüsse, kaltgepresste, unraffinierte Pflanzenöle. Zu meiden sind konservierte und präparierte Nahrungsmittel wie Auszugsmehle, isolierter Fabrikzucker, raffinierte Öle und chemische Zusatzmittel in der Nahrung. Der Verzehr von Tiereiweiß sollte eingeschränkt werden (M. O. Bruker, „Unsere Nahrung – unser Schicksal“, emu-Verlag).

5. Ordnungstherapie

„Erst als man den Zustand ihrer Seele kannte und da Ordnung hineinbrachte, ging es mit den körperlichen Leiden auch besser. Sie bekamen mehr Ruhe und Zufriedenheit, kurz, sie fühlten sich besser.“ Immer sollte man sich an diese Worte Kneipps erinnern. Unser Leben ist natürlichen Rhythmen unterworfen. Ein gesundheitsbewusster Mensch lebt im Einklang mit den Gesetzen der Natur und orientiert sich an den Schöpfungsgesetzen. Die Ordnungstherapie strebt einen natürlichen Lebensrhythmus mit physiologischem Wechsel von Aktivität und Entspannung im körperlichen und seelischen Bereich an.

Der menschliche Organismus unterliegt inneren und äußeren Rhythmen. Die Tageszeit, Jahreszeit und schließlich unsere Lebenszeit bilden einen äußeren Rahmen. Die großen kosmischen Rhythmen spiegeln sich im Mikrokosmos Mensch wider. Der Herzschlag und die Aderntätigkeit folgen einem Rhythmus.

Durch Überforderung des Leistungskontos kann es zu vegetativen, funktionellen Störungen kommen. Oft sind zwischenmenschliche Konflikte für lebensbedingte Krankheiten verantwortlich. Der pauschale Begriff Stress ist zu allgemein. Es muss herausgefunden werden, welche Situationen oder Lebensumstände bei dem Einzelnen zu Stress führen. Durch aufdeckende Gespräche, die viel Vertrauen und Einfühlungsvermögen voraussetzen, können die tieferen Krankheitsursachen ergründet werden. Kneipp dazu: „Bei der Kneipp-Kur soll jeder Arzt mehr oder weniger auch Seelenarzt sein."

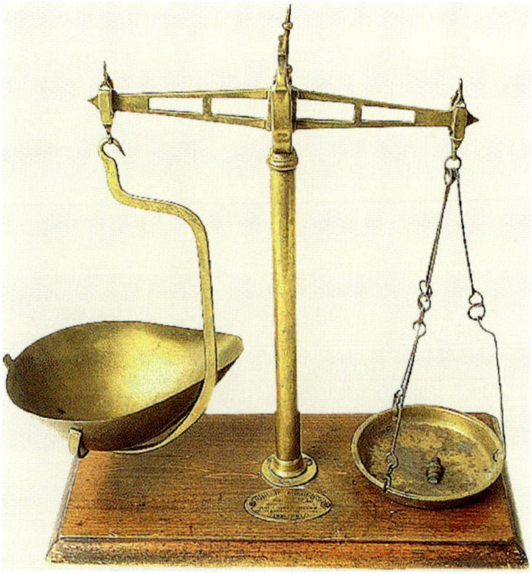

Physiologische Grundlagen der Reiz-Regulationstherapie

Die Kneipp-Therapie empfiehlt sich zur Vorbeugung (Prävention), zur Behandlung (Curation) und Wiedergenesung (Rehabilitation). Die komplexe Physiotherapie nach Kneipp arbeitet nach dem Reizreaktionsprinzip. Das biologische Grundgesetz nach Arndt und Schulz definiert dieses Prinzip. Die Arndt-Schulz'sche-Regel besagt: „Schwache Reize entfachen die Lebenstätigkeit, mittelstarke fördern sie, starke hemmen sie, und stärkste heben sie wieder auf." Mit Kneipps Worten gesprochen heißt das: „Im Maße liegt die Ordnung, jedes Zuviel und jedes Zuwenig setzt anstelle von Gesundheit Krankheit!" Man hüte sich also vor zu häufigen und zu starken Reizeinwirkungen.

Schwache Reize entfachen die Lebenstätigkeit, mittelstarke fördern sie, starke hemmen sie, und stärkste heben sie wieder auf.

Naturheilverfahren sind in der Regel Methoden, die Reizwirkungen entfalten, dadurch die körpereigenen Heil- und Ordnungskräfte des Gesamtorganismus anregen und sich in der Therapie bevorzugt genuiner Naturfaktoren (z. B. Wärme, Kälte, Wasser, Erde, Licht, Luft, Nahrung, Kräuter u. s. f.) bedienen. Naturheilverfahren erfassen den Menschen in seiner Gesamtheit. Die Kneipptherapie ist eine aktive Therapie und setzt einen regulationsfähigen Organismus voraus. Bei gestörten Funktionen hat die gezielte Kneippanwendung durchaus ihre Berechtigung; sind hingegen Strukturen zerstört, hat das Wasser keinen Angriffspunkt mehr, so dass die Wirkung ausbleibt.

Die Hautoberfläche des Erwachsenen beträgt etwa 1,8 m^2. Die Haut ist das größte Organ. Sie ist ein Ausscheidungsorgan, Atmungsorgan und aufnehmendes Organ zugleich. Über die Haut grenzen wir uns ab – wir teilen uns aber auch mit (Mitteilungsorgan). Auf einen thermischen, mechanischen oder chemischen Reiz reagiert unser Organismus über spezifische Sinneszellen in der Haut. Ein Reiz im Kneipp'schen Sinne ist eine physikalische Größe, die den Organismus zu einer sinnvollen Reaktion herausfordert.

Die Wirkung des Reizes hängt von mehreren Faktoren ab. Der Applikationsort, die Intensität, die Angriffsfläche und die Dauer der Reizeinwirkung charakterisieren einen Reiz. Die daraufhin erfolgende Reaktion ist die Reizantwort des Organismus. Ein Kaltreiz (z. B. kalter Knieguss) führt allerdings nicht nur zu einer lokalen Gefäßreaktion mit primärer Engstellung und anschließender Mehrdurchblutung (reaktive Hyperämie) der arteriellen Hautgefäße, sondern es kommt auch zu weitreichenden nervalen und hormonellen Reaktionen. Spezialisierte Abwehrzellen schütten Gewebs-Mediatoren (Botenstoffe) aus, was eine Kaskade chemischer Reaktionen zur Folge hat. Über Haut-Sinnesrezeptoren und sensible Nervenfasern werden Informationen an das Rückenmark und höhere Zentren des Zentralnervensystems geleitet. Dies hat zur Folge, dass auch Organe, die vom Reizort entfernt liegen, mitreagieren (cuti-viszerale Reflexe). Das bedeutet, dass die Hydrotherapie nicht nur lokale Wirkungen auslöst, sondern auch Fernwirkungen erzielt. Diese Regelkreise werden therapeutisch genutzt. Die Erkenntnisse aus der Neurophysiologie sollen hier nur kurz skizziert werden.

In der Epidermis (Oberhaut, äußere Hautschicht) befinden sich freie Nervenendungen und auch besondere Sinneszellen. Unterhalb der Epidermis liegen eingekapselte Tast- und Lamellenkörperchen. Bei diesen sensorischen Fasern und Zellen handelt es sich um Mechano- und Thermorezeptoren. Die Mechanorezeptoren reagieren auf Druck- und Vibrationsreize. Durch die Reizung der freien Nervenendigungen werden sehr wahrscheinlich Schmerz- und Kälteempfindungen vermittelt. Der Mensch ist also über Rezeptoren in der Lage, Signale aus der Umwelt oder aus dem Körperinneren aufzunehmen. Diese Sensibilität erlaubt uns, Qualitäten wie Wärme, Kälte, Berührung, Druck und Vibration mit Hilfe unseres Temperatur- oder Tastsinnes zu verarbeiten.

Durch nicht schädigende mechanische Reize lassen sich auf der Haut mehrere qualitativ unterschiedliche Empfindungen auslösen. Welche Empfindungsqualität dabei durch den die Haut berührenden Reiz ausgelöst wird, hängt wesentlich von seiner Intensität, seinem zeitlichen Verlauf sowie der Reizfläche ab.

Der Tastsinn vermittelt vier Sinnesqualitäten, nämlich: Druckempfinden, Berührungsempfinden, Vibrationsempfinden, Kitzelempfinden. Auf Grund ihrer morphologischen und funktionellen Merkmale werden die verschiedenen Rezeptoren in drei Klassen eingeteilt: Intensitätsdetektoren, Geschwindigkeitsdetektoren und Beschleunigungsdetektoren. Die Frequenz der elektrischen Signale (Aktionspotentiale) in den ableitenden Nerven der Intensitätsdetektoren ist proportional dem Druck des Gewichtes – Proportionalrezeptoren (P Rezeptoren). Die Intensitätsdetektoren vermitteln Druck-, Spannungs- und Berührungsempfindungen. Geschwindigkeitsdetektoren sind sogenannte Differentialrezeptoren (D-Rezeptoren). Sie werden auch als Berührungsrezeptoren bezeichnet und reagieren nur auf Änderungen des Reizes. Beschleunigungsdetektoren sind für Berührungs- und Vibrationsempfindungen wichtig. Die Beschleunigungsdetektoren werden nur bei einer gleichmäßigen Beschleunigung der Reizstärke erregt. Bei steigender Beschleunigung steigt auch die Impulsfrequenz proportional an.

Besonders sensibel für Temperaturänderungen sind Regionen mit hoher Rezeptorendichte. So finden sich an Zunge, Lippe und Gesicht mehr Kaltrezeptoren als an den Extremitäten oder Ohren. Bei inadäquater schädigender Reizung der Haut kommt es zur Schmerzwahrnehmung (Nozizeption). Überschreitet zum Beispiel eine Temperaturänderung eine bestimmte Schwelle (Toleranzgrenze), kann das Temperaturempfinden schnell in ein Schmerzempfinden übergehen. Der Schmerz dient als Schutz vor Schädigungen. Sowohl mechanische und thermische als auch chemische Reize sind bei hinreichender Stärke in der Lage, Schmerz auszulösen. Der Schmerz adaptiert nicht. Die Schmerzschwelle kann lediglich durch wiederholte Reizung sinken (Sensibilisierung).

Der Organismus ist bestrebt, das innere Milieu konstant zu halten (Homöostase). Zwischen Körperkern und Körperschale findet ein wechselnder Wärmeaustausch statt. Die in den Temperaturregelzentren eingestellte Solltemperatur von 37 °C für den Körperkern wird je nach Umgebungstemperatur konstant gehalten. In einem mittleren Bereich der Hauttemperatur von 31–36 °C besteht eine neutrale Temperaturempfindung, das heißt, die Temperatur wird weder als kalt noch als warm empfunden (Indifferenzzone). Oberhalb von 36 °C stellt sich eine zunehmende intensivere Wärmeempfindung ein, die bei ca. 45 °C in eine schmerzhafte Hitzeempfindung übergeht. Unterhalb von 31 °C kommt es zur Kaltempfindung, die bei ca. 17 °C in Kälteschmerz übergeht. Auf die unspezifischen Reize reagiert der Organismus durch Steigerung oder Drosselung der Blutzirkulation im arteriellen oder venösen Schenkel des Kreislaufs. Außerdem setzen entweder Kältezittern oder Schweißsekretion ein. Die Reizwirkungen erschöpfen sich jedoch nicht in einer Durchblutungsänderung in der Haut oder Muskulatur, sondern es kommt auch am inneren Organ und in anderen Geweben zu Fernwirkungen.

Die serielle Anwendung Kneipp'scher Wasserreize hat eine „vegetative Umstimmung“ zur Folge. Das regelmäßige Training führt zur sogenannten Adaptation. Darunter versteht man eine sinnvolle Änderung der Reaktionsweise des Organismus durch systematische physikalische Reizeinwirkung. Immer muss die individuelle Ausgangslage des Patienten berücksichtigt werden, denn danach richtet sich die Reizstärke. Auf Fehlreaktionen und Regulationsstarren ist zu achten.

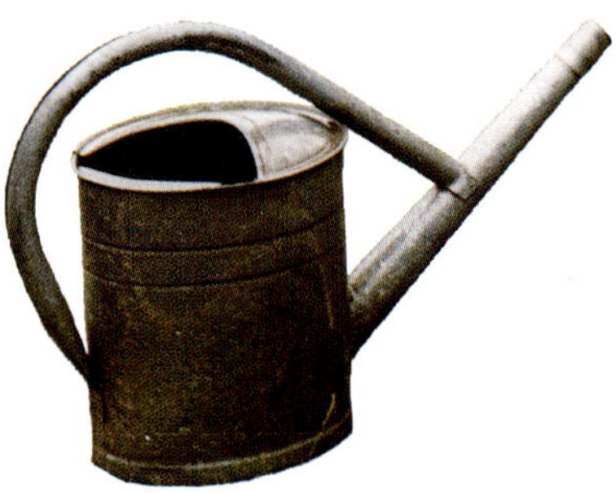

Ohne Wasser kein Leben

Wasser ist das Molekül des Lebens. In der Gesundheitslehre Kneipps spielen die Naturelemente Wasser, Erde, Licht und Luft als Mittel zum Leben eine zentrale Rolle. „Im Wasser ist Heil", erkannte nicht nur Sebastian Kneipp. Wasser ist nicht nur eine physikalische Größe oder Trägersubstanz, vom Wasser ist das gesamte Leben auf unserer Erde abhängig. Ohne Wasser gibt es kein Leben.

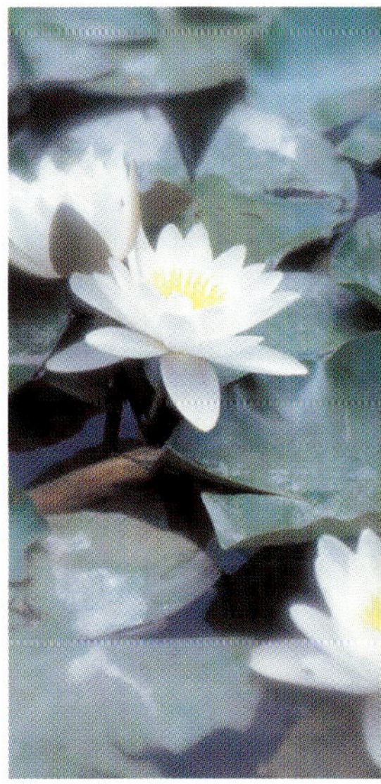

Wasser ist der einzige Stoff auf der Erde, der unter den gegebenen Klimaverhältnissen in drei chemischen Zustandsformen auftritt. Die größten Wasserspeicher sind die Weltmeere. Etwa 70 % der Erdoberfläche sind von Wasser bedeckt. Wasser gilt als das wichtigste Biosolvens. Für die Entstehung des Lebens und praktisch für alle biologisch-chemischen Vorgänge in den lebenden höheren, aus Zellen zusammengesetzten Organismen ist Wasser von elementarer Bedeutung. So sind die chemischen Vorgänge in der Zelle, zumindest teilweise, eine Chemie der wässrigen Lösung.

Wasser macht insgesamt etwa 60 % des Körpergewichts des Menschen aus, das heißt, ein 60–70 kg schwerer Mensch besteht zu 36–42 kg (= Liter) aus Wasser. Das Zytosol (der Zellleib) der meisten pflanzlichen und tierischen Zellen enthält etwa 70–85 Gewichtsprozent Wasser und etwa 10–20 % Proteine. Der Wassergehalt menschlicher Gewebe reicht von 0,2 % im Zahnschmelz bis zu 99 % im Glaskörper des Auges. Bezüglich der Kneipp'schen Hydrotherapie betrachten wir das Wasser in seiner vielfältigen äußerlichen und innerlichen Anwendungsmöglichkeit. Nebenbei sei bemerkt, dass unsere Wahrnehmungsfähigkeit über die Sinnesqualitäten Sehen, Hören, Riechen und Schmecken nur so gut funktioniert, weil in unserem Körper ein wässriges Milieu herrscht. Die Funktion unserer Sinnesorgane beruht auf dem wässrigen Element. Denken Sie nur an die Riechzellen in der Nasenschleimhaut oder die Geschmacksknospen in der Zungenschleimhaut; aber auch im Auge (Kammerwasser, Tränenflüssigkeit, Glaskörper) und im Ohr (Gleichgewichtsorgan, Schnecke) ist das wässrige Medium essentiell!

Schon in seiner vorgeburtlichen Entwicklungsphase lebt der menschliche Embryo bzw. Fötus in Kontakt mit dem wässrigen Element. Er ist förmlich ringsum von Wasser, namentlich dem Fruchtwasser, umgeben. Das Fruchtwasser wird von der Fruchtblase zusammengehalten, darin „schwimmt die Frucht". Das Wasser nährt, wärmt und schützt den Embryo bzw. Fötus.

Andere wesentliche Körperflüssigkeiten, die geradezu Ausdruck von Lebendigkeit sind und das Leben mitbedingen, sind die Blutflüssigkeit, das Hirnwasser oder die Gehirnflüssigkeit (Liquor cerebrospinalis), der Schweiß (Perspiratio insensibilis) . . . usw.

Am Anfang war das Wort „~" (Welle, Schwingung). Mit diesem Zeichen wurde in den ägyptischen Hieroglyphen das fruchtbare Wasser bezeichnet. Das Wasser reinigt, was sowohl physisch wie moralisch zu verstehen ist. In der christlichen Religion wird der Gläubige durch die Taufe aus Wasser und Geist neu geboren.

Wasser ist das Molekül des Lebens.

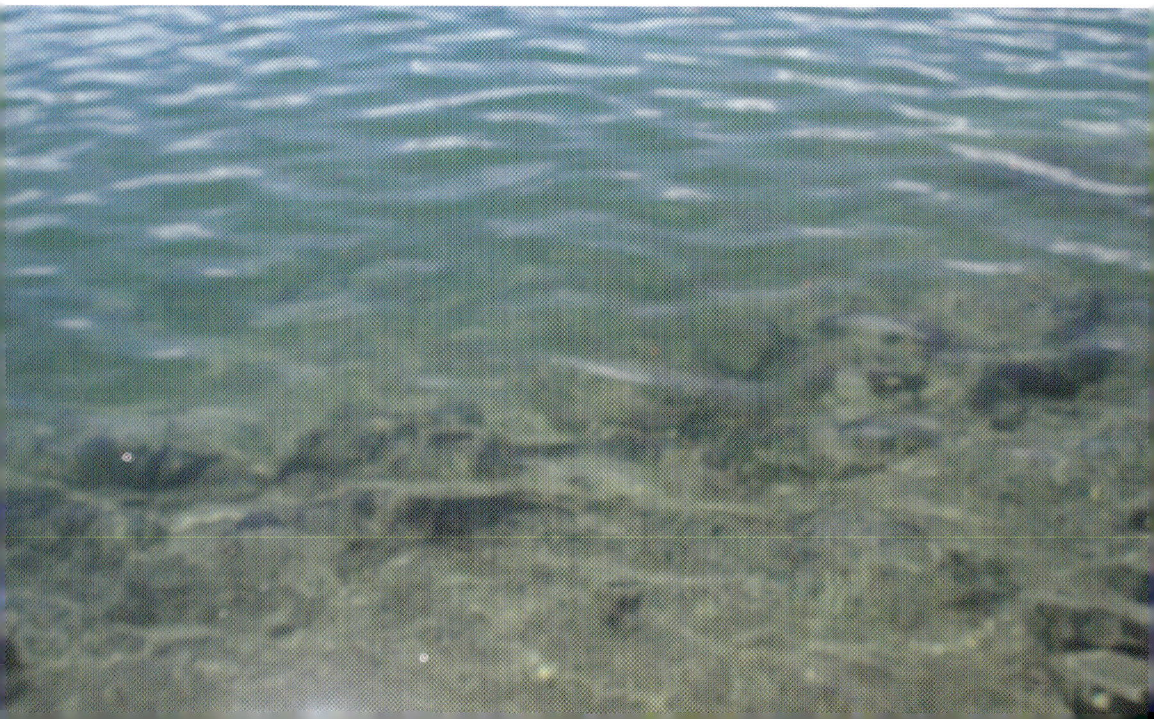

Goldene Regeln für die Kneipp-Kur zu Hause

Damit die häuslichen Kneippanwendungen zum Erfolg führen, sollten Sie folgende Grundregeln befolgen:

1. Eine wichtige Regel lautet: Niemals eine Kaltanwendung auf einen kalten Körper. Kaltanwendungen nur am warmen Körper vornehmen. Gegebenenfalls vorher durch körperliche Anstrengung (Gymnastik) für Erwärmung sorgen.

2. Nach kalten Anwendungen wird nicht abgetrocknet; das Wasser mit den Händen abstreifen.

3. Zur Wiedererwärmung Bettruhe einhalten oder für aktive Wiedererwärmung durch Bewegung sorgen.

4. Zwischen den Anwendungen ist eine Pause von zwei bis vier Stunden einzuhalten. Ausnahme bildet die kalte Serienwaschung bei Fieber oder der wärmeentziehende Wickel, der in kurzen Abständen angelegt wird.

5. Keine Anwendung unmittelbar vor oder nach dem Essen.

6. Vor jeder größeren Anwendung Blase und Darm leeren.

7. Bei schweren Grunderkrankungen sollte vor Beginn der Hydrotherapie ärztlicher Rat eingeholt werden. Wichtiger Hinweis: Es gibt nur wenige Ärzte, die fundierte Kenntnisse in der Kneipp-Therapie haben.

8. Für alle Kaltreize gilt: je kälter das Wasser, je kürzer die Anwendung!

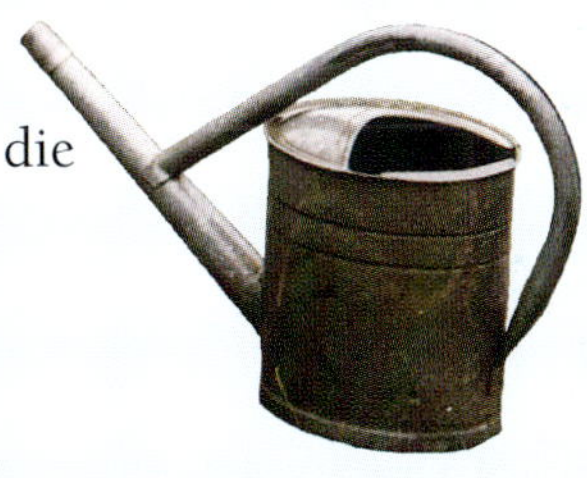

9 Mit kleinen Reizen beginnen, im Laufe der Behandlung je nach individuellem Trainingsstand Reizstärke langsam steigern.

10 Am herzfernen bzw. krankheitsfernen Ort beginnen. Die konsensuelle Reaktion ausnutzen. Unter konsensueller Reaktion versteht man die gleichsinnige Mitreaktion am betroffenen Bein oder Arm bei Behandlung des gesunden Beines/Armes. Beispiel: Bei Ulcus cruris (Beingeschwür) das gesunde Bein behandeln.

11 Auf Fehlreaktionen während und nach den Wasseranwendungen ist immer zu achten. Unmittelbar nach der Anwendung sollte die Haut gut durchblutet sein (Rötung durch reaktive Hyperämie = Mehrdurchblutung). Bleibt die Haut blass oder wird sie sogar bläulich-marmoriert, so ist das ein ungünstiger Effekt. Die Behandlung sollte dann beendet werden.

12 Die Anwendungen zügig durchführen, jedoch nicht hektisch. Alle Kaltanwendungen ohne Zwang durchführen; ruhig verhalten, gleichmäßig und tief atmen; Unterhaltungen vermeiden. „Beim Guss halt's Maul, sonst ist die Wirkung faul" (Sebastian Kneipp).

13 Die Raumtemperatur muss angenehm warm sein, Zugluft vermeiden.

14 Nach warmen Anwendungen (warmes Sitzbad, Halbbad, Dreiviertelbad, Vollbad) erfolgt gewöhnlich eine kurze kalte Abgießung. Danach Bettruhe!

15 Individuelle körperliche Verfassung (Ausgangslage, Konstitution) und Gegenanzeigen stets beachten.

16 Wohlbefinden ist der wichtigste Parameter. Beispiele für Fehlreaktionen sind: Herzrasen, Schwindel, Schwächegefühl, anhaltendes Kältegefühl, Blässe der Haut.

17 Bei empfindlichen Personen mit warmen Anwendungen beginnen und über wechselwarme allmählich zu kalten übergehen.

18 Nach reizstarken, großen Anwendungen soll unmittelbar im Anschluss eine Bettruhe von 1–1½ Stunden eingehalten werden.

19 Bei der Kneippkur nie schematisch vorgehen, sondern die vielen Variationsmöglichkeiten ausnutzen. Drei bis vier Wasseranwendungen am Tag sind möglich, wenn es der Zustand des Patienten erlaubt.

20 Der tageszeitliche Verlauf der Körpertemperatur (circadianer Rhythmus) mit einer „Aufwärmungsphase“ von 3.00–15.00 Uhr und einer „Entwärmungsphase“ von 15.00–3.00 Uhr sollte berücksichtigt werden. Wenn Sie die Anwendungen gegenrhythmisch verabreichen, erzielen Sie stärkere Reaktionen, z. B. morgens kalte und nachmittags warme und heiße Anwendungen. Von dieser groben Regel gibt es natürlich Ausnahmen. Zum Beispiel ist das Wassertreten als Einschlafhilfe vor dem Zubettgehen geeignet.

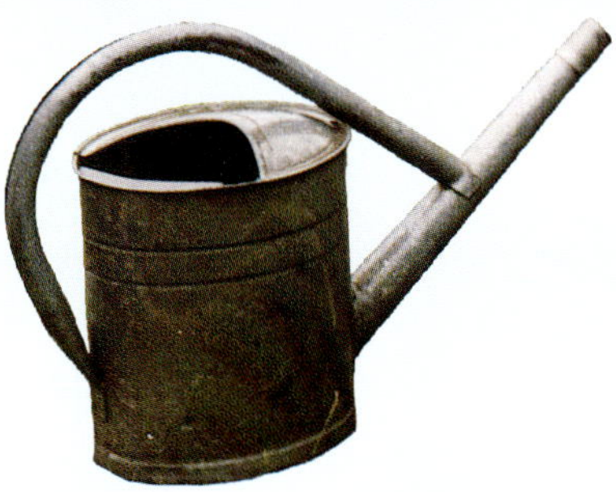

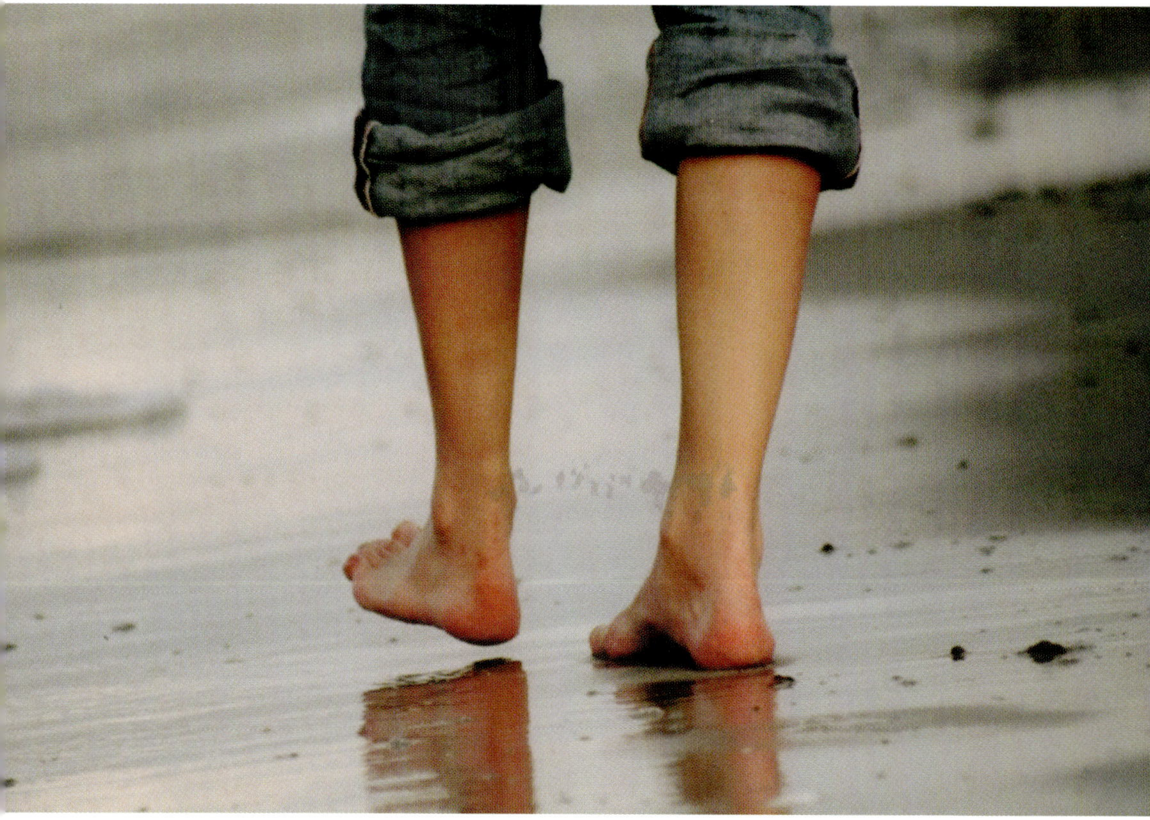

Heilanzeigen und Gegenanzeigen

Bei Kranken sollte der Arzt/die Ärztin die Grundursachen der Beschwerden klären. Wenn Sie gesund sind und sich wohlfühlen, können Sie die Wasseranwendungen hervorragend prophylaktisch nutzen. Durch ein gezieltes Gesundheitstraining werden Sie Ihre Abwehrkräfte stärken. Um Nebenwirkungen und Komplikationen zu verhüten, sollten Sie immer auf die Ausgangslage und die Reaktionsweise achten. Bei Beachtung der soeben dargelegten Grundregeln ist die Hydrotherapie eine nebenwirkungsarme Behandlungsmethode. Es können gelegentlich subjektive Missempfindungen auftreten, wenn die Reizintensität zu schnell gesteigert wird oder die Temperaturwechsel zu rasch und drastisch erfolgen. Fazit: „Macht's nach, aber macht's genau nach“ (Samuel Hahnemann).

Die Einzelindikationen (Heilanzeigen) werden bei den entsprechenden Anwendungsformen in Kapitel 10 genannt. Allgemein eignet sich die Hydrotherapie nach Kneipp für folgende Indikationsbereiche:

- Erkrankungen des Herzens und der Gefäße
- Erkrankungen des Bewegungsapparates (Rheuma)
- Erkrankungen der Atemwege
- Infektionskrankheiten („Erkältungskrankheiten“)
- Schlafstörungen
- Erschöpfungszustände (psychovegetative Dystonie)
- sogenannte Wechseljahrsbeschwerden
- Periodenstörungen („Frauenkrankheiten“)
- Erkrankungen der Nieren und der ableitenden Harnwege
- funktionelle Störungen (zum Beispiel Magen-Darmtrakt, Herz-Kreislauforgane, vegetatives Nervensystem)

Bei allen akuten Erkrankungen (bedrohliche Zustände, unklare stärkste Schmerzen, Notfälle) ist die Hydrotherapie natürlich nicht die Methode der Wahl. Die Wasseranwendungen können nur dort sinnvoll eingesetzt werden, wo die Regulationsfähigkeit des Organismus erhalten ist.

Folgende Kontraindikationen sind zu beachten:

- Keine heißen Vollbäder bei höhergradiger Herzinsuffizienz.
- Lokale Warm- oder Heißanwendungen sind bei Thrombosen und Thrombophlebitiden kontraindiziert.
- Kaltanwendungen im Bereich der unteren Extremitäten sollten bei akuter Nierenbecken- oder Blasenentzündung unterbleiben.
- Keine Kaltreize am Unter- oder Oberkörper bei Arteriosklerose der Beingefäße (periphere arterielle Verschlusskrankheit) oder bei schwerer kornorarer Herzkrankheit (Angina pectoris).

Als mitsinnige unterstützende Methode könnte die Kneippsche Hydrotherapie in allen klinischen Fachgebieten zum Einsatz kommen. Leider wird die Kneipp-Therapie im klinischstationären Bereich viel zu wenig eingesetzt. Darum ist die vorsorgliche tägliche Gesundheitspflege zu Hause umso wichtiger.

Die Kontraindikationen habe ich nicht aufgelistet, um Sie zu verunsichern, sondern damit Sie die Wassertherapie verantwortungsvoll anwenden und die Grenzen des Verfahrens erkennen.

Bei schweren akuten und chronischen Erkrankungen ziehen Sie bitte den Arzt zu Rate. Das beste Buch kann im Ernstfall den Arzt nicht ersetzen!

Allgemeine Wirkung der Kneipptherapie

„Im Wasser liegt Heil!" Zu dieser einfachen Erkenntnis kam nicht nur Sebastian Kneipp. Weitere Verfechter der Hydrotherapie waren der Schweidnitzer Arzt Dr. med. Johann Siegemund Hahn (1696–1773), der Ansbacher Gymnasialprofessor Ferdinand Christian Oertel (1765–1850), der Landwirt Vincenz Prießnitz (1799–1851) und Prof. Dr. med. Wilhelm Winternitz (1835–1917) in Wien.

Als unspezifische Reiz- und Umstimmungstherapie wirkt das Kneipp'sche Wasserheilverfahren

- abwehrsteigernd (immunstimulierend)
- abhärtend
- vegetativ ausgleichend
- kreislaufanregend
- durchblutungsfördernd

Inzwischen sind über hundert verschiedene hydrotherapeutische Anwendungsformen bekannt. Sebastian Kneipps Verdienst ist es, dass er die Anwendungen verfeinerte und sie der individuellen körperlichen Verfassung anpasste.

Nach einem Kaltreiz verengen sich die Gefäße zuerst. Anschließend kommt es zu einer Mehrdurchblutung der Haut. Die Reaktion zeigt sich in einem angenehmen Wärmegefühl und einer Rötung der Haut. Ein Warmreiz führt zu einer Erweiterung der Gefäße.

Alle Wasseranwendungen üben auf den Organismus einen Reiz aus, der zu einer sinnvollen, physiologischen Reaktion führen soll. Die Reaktion hängt von der Reizstärke (Wassertemperatur, Zeitdauer, Größe der gereizten Fläche) ab. Das Trainingsprinzip besteht darin, die Reizbelastung systematisch zu steigern, um eine Harmonisierung der Organfunktionen zu erreichen. Der Organismus passt sich an; er ist nicht mehr so störanfällig. Dieses Gefäßtraining verbessert jedoch nicht nur die Durchblutung der Haut, sondern stimuliert reflektorisch auch die tieferliegenden Organe. Der englische Neurologe Sir Henry Head (1861–1940) entwickelte dazu eine interessante Theorie:

An der Hautoberfläche befinden sich segmental angeordnete Dermatome (Hautbezirke, die von einem sensiblen Spinalnerven versorgt werden). Bestimmte Hautareale werden bestimmten inneren Organen zugeordnet. Man spricht von Head-Zonen. Die von Head postulierte Konvergenztheorie geht davon aus, dass sensible Nervenbahnen aus tieferen Gewebeschichten auf dieselben Nervenzellen im Rückenmark projizieren wie die sensiblen Nervenfasern aus der Haut. Bei Erkrankungen eines inneren Organs geht das Gehirn davon aus, dass der Schmerz nicht vom Organ, sondern der Körperoberfläche kommt, und damit können bestimmte Hautzonen überempfindlich schmerzhaft werden (übertragener Schmerz).

Die Kneipp'sche Hydrotherapie ist dadurch gekennzeichnet, dass sie das Prinzip der Übung in den Vordergrund stellt.

Die Haut ist die große Schaltstelle zwischen dem Reiz und der Reaktion des Organismus, denn alle Anwendungen in der Hydrotherapie wenden sich an die Haut. Durch gehäufte Kaltanwendungen im Sinn der stufenweisen Reizsteigerung kommt es im Verlauf der Behandlung durch das Gefäßtraining zu einer Erhöhung der gesamten Leistungsfähigkeit von Herz und Kreislauf. Der Organismus reagiert auf den zur Behandlung eingesetzten Kältereiz genau wie auf natürliche Kälte in physiologischen Grenzen. Die Kneipp'sche Hydrotherapie ist dadurch gekennzeichnet, dass sie das Prinzip der Übung in den Vordergrund stellt. Sie geht in ihren Anwendungsformen davon aus, dass jede Funktion sich nur durch Übung kräftigt. Durch die vielen Möglichkeiten der Reizabstufungen und Kombinationen bieten die Kneipp'schen Wasseranwendungen eine fast unerschöpfliche Fülle. Die Technik der Anwendungen ist überschaubar, zweckmäßig und leicht erlernbar. Waschungen, Wickel, Packungen, die verschiedenen Teil- und Vollbäder sowie die Güsse lassen sich ohne große und kostspielige Apparatur fast überall durchführen. Die Wasserkur ist eine primär unspezifische Reizbehandlung, das heißt, sie richtet sich nicht nur auf ein bestimmtes Organ.

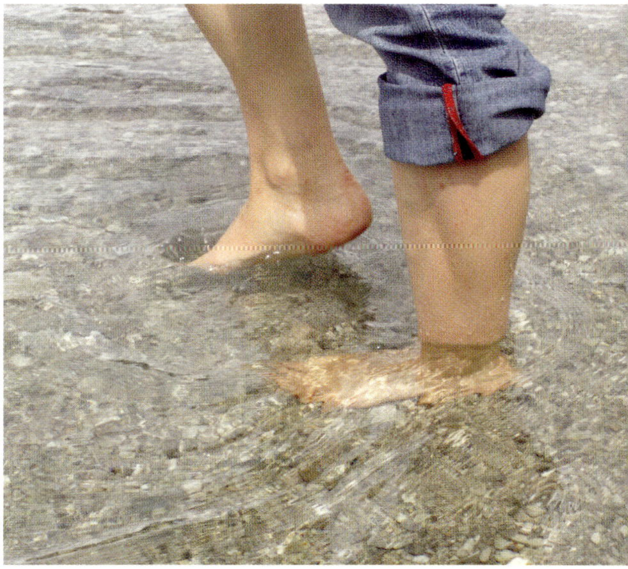

Wasseranwendungen zielen darauf ab, die Wurzeln der Krankheit auszuheben.

Kneipp dazu: „Auflösen, ausleiten, kräftigen, diese drei Eigenschaften des Wassers genügen uns, und wir stellen die Behauptung auf: Das Wasser, speziell unsere Wasserkur, heilt alle überhaupt heilbaren Krankheiten, denn ihre verschiedenen Wasseranwendungen zielen darauf ab, die Wurzeln der Krankheit auszuheben; sie sind imstande, die Krankheitsstoffe im Blute aufzulösen, das Aufgelöste auszuscheiden, das so gereinigte Blut wieder in die richtige Zirkulation zu bringen, endlich den geschwächten Organismus zu stählen, das heißt zu neuer Tätigkeit zu kräftigen." Durch systematisch gesteigerte Reizbelastung werden auch gesteigerte Reaktionen ausgelöst. Das Ziel des Trainings ist bestmögliche Abhärtung. Je rascher und je weiter sich die Wassertemperatur von der Indifferenztemperatur (33–35 °C) entfernt, umso stärker ist der Reiz und in der Regel auch die Reaktion.

Nach den Anwendungen wird grundsätzlich nicht abgetrocknet. Man streift das Wasser lediglich mit den bloßen Händen ab. Durch den verbleibenden hauchdünnen Wasserfilm entsteht Verdunstungskälte. Diese regt die Blutgefäße zu wiederholten Kontraktionen an. Die peripheren Blutgefäße stellen sich abwechselnd weit und wieder eng, bis die Haut trocken ist.

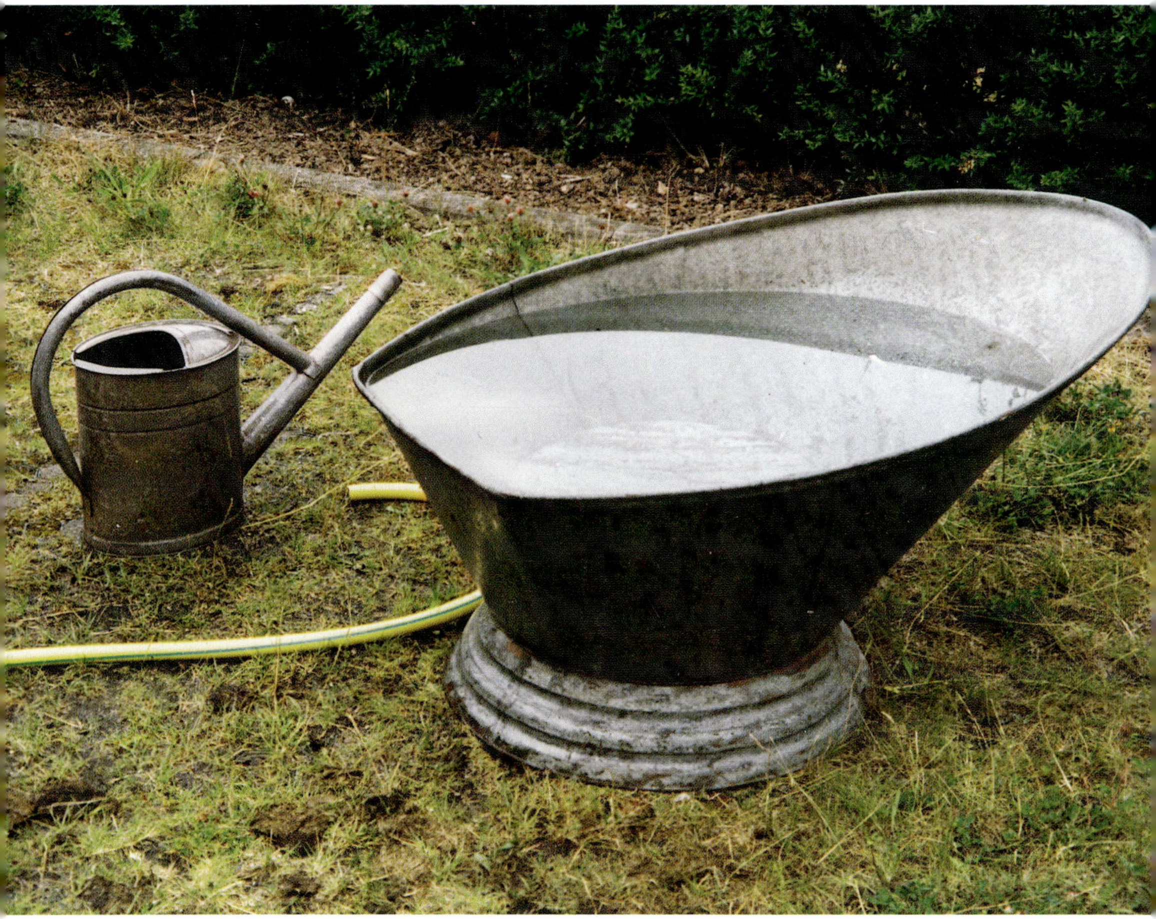

Kanne & Wanne

Was Sie für die Kneipptherapie benötigen

Kneippanwendungen kann jeder ohne großen Aufwand zu Hause betreiben. Sie können, je nach Bedarf und finanziellen Möglichkeiten, aber auch entsprechende Artikel kaufen. Damit lassen sich manche Anwendungen leichter durchführen.

- Naturfaserbürste (Trockenmassagebürste mit abnehmbarem Stil), nicht zu hart und nicht zu weich, zur Not reicht auch ein Sisalmassagehandschuh (Bürstenhandschuh) oder ein grober Leinenwaschhandschuh aus.
- Wickeltuch. Eine Wickelgarnitur umfasst drei Tücher (Innentuch aus grobporösem, unbehandeltem Leinen, Zwischentuch aus Baumwolle, Außentuch aus Wolle). Die Wickelmaße richten sich nach der Art des Wickels und der Größe der zu behandelnden Körperteile.
- 2 Fußbadewannen, 2 Armbadewannen (jeweils 2 Stück für wechselwarme Anwendungen)
- Badethermometer (Senkthermometer mit reaktionsschneller Temperaturanzeige)
- drehbare Messuhr mit Minutenanzeige und Klingelton (Eieruhr)
- Kneipp-Gießschlauch 1,5–2 m lang und ¾ Zoll im Durchmesser oder Gießvorrichtung (Gießrohraufsatz)
- Lattenrost aus Holz oder Kunststoff
- Zusätze (Salz, Obstessig, Heilerde/Lehm, Heublumen, Senfmehl, Rosmarin, Melisse, Retterspitz).

Meine Erfahrung in der täglichen Sprechstunde lehrt mich, dass Menschen ohne „Selbst-Wertgefühl“ dazu neigen, sich mit Genussdrogen und ungesunder Kost zu betäuben. Die Missachtung ihrer eigenen Person geht so weit, dass sie sich ohnmächtig dem Diktat anderer ergeben. Diese Menschen konnten in ihrem Leben kein Vertrauen aufbauen oder ihr Vertrauen in sich und andere wurde zerstört. Deshalb fällt es ihnen schwer, sich eine wohltuende Anwendung zu gönnen. Doch gerade diesen Menschen ist eine Kneipp-Kur besonders zu empfehlen.

Eine Kneippkur verlangt die Bereitschaft, aktiv am Genesungsprozess mitzuarbeiten. Ein wenig Geduld und Disziplin sollten Sie schon mitbringen, denn die Hydrotherapie ist keine symptomatische Linderungsbehandlung. Die seriellen Wasserreize unterdrücken nicht, sondern stärken die autoregulativen Kräfte im Organismus.

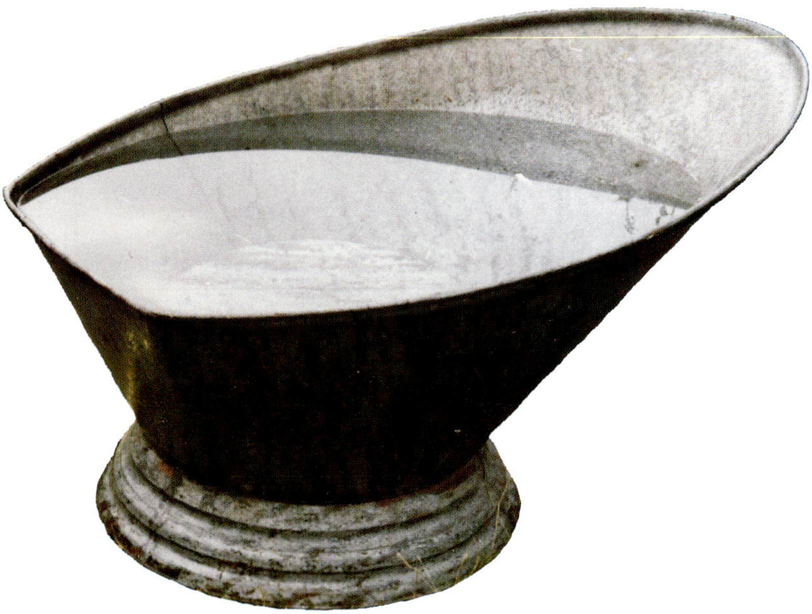

Kneippanwendungen für den Hausgebrauch

A. Kleine Abhärtungsübungen

Sebastian Kneipp betont: „Ich möchte wissen, welche Krankheit in eine verweichlichte Natur nicht leicht eindringen kann, während eine abgehärtete Natur sich nicht das Geringste daraus macht. Die Verweichlichung, behaupte ich, öffnet Thür und Thor für viele Krankheiten."

Zu den „kleinen Abhärtungsübungen" gehören:

- Barfußgehen
- Tautreten
- Schneegehen
- Wassertreten
- Knieguss (kalt)
- Trockenbürsten
- Ganzwaschung (kalt)
- das Licht- und Luftbad
- 30-Sekunden-Armbad (kalt)

Barfußgehen im Sand – was gibt es Schöneres?

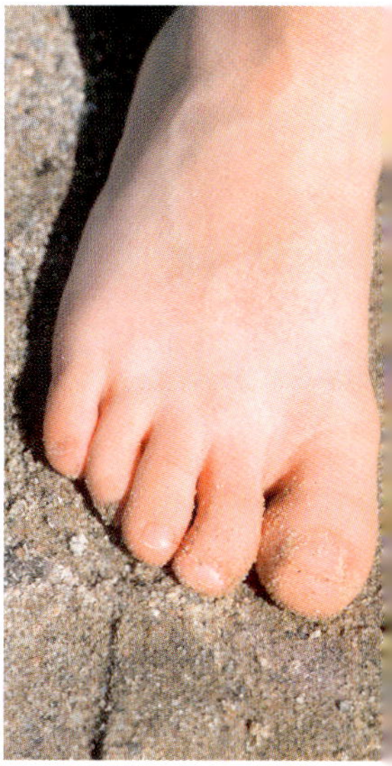

Das Barfußgehen

Das natürlichste und einfachste Abhärtungsmittel besteht im Barfußgehen. Säuglinge und Kleinkinder sollten keine Fußbekleidung (Socken, Schuhe) tragen, da sie ja ohnehin noch nicht gehen können. Nicht nur das Schuhwerk, sondern auch die Strümpfe sind in der Lage, die weichen Kinderzehen und den Vorfuß zu deformieren. Lässt man Kinder gewähren, folgen sie ihrem Instinkt und laufen am liebsten barfuß. Nur ängstliche Eltern bremsen diesen natürlichen Trieb und Freiheitsdrang der Kleinen. Kneipp ließ alle Kinder barfuß gehen; nicht nur, weil das Schuhleder damals knapp war. Er wusste auch um den Wert der Abhärtungsmaßnahmen. „Mens sana in corpore sano“, eine gesunde Seele wohnt in einem gesunden Körper.

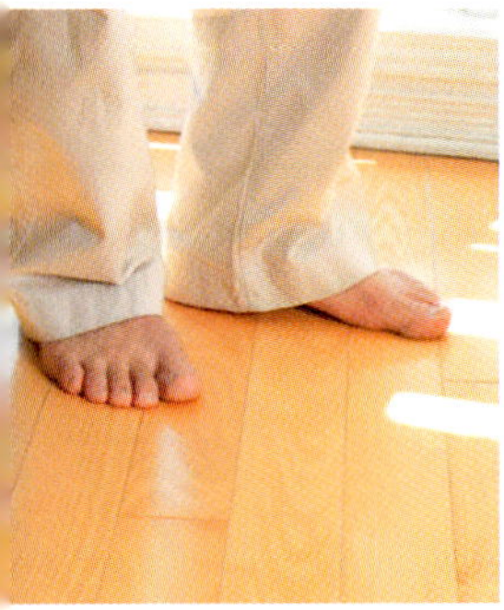
Sie können in der Wohnung beginnen mit Barfußgehen.

Wenn Sie sich etwas Gutes tun wollen, so gehen Sie einfach morgens früh nach dem Aufstehen und abends vor dem Zubettgehen 10–15 Minuten barfuß. Das Barfußgehen ist ohne große Vorbereitung fast überall durchführbar. Wenig abgehärtete Menschen fangen beim Barfußgehen am besten in der Wohnung an, indem sie anfangs nur wenige Minuten ohne Schuhe und Strümpfe im Zimmer umhergehen. Dann wird das Barfußgehen in der Zeitdauer allmählich mehr und mehr gesteigert und schließlich auch außerhalb des Hauses durchgeführt. Da bei vielen Menschen der natürliche Schutz durch die Hornhaut an den Fußsohlen verloren ging und die Füße dadurch schmerzempfindlicher sind, besteht eine weitere Möglichkeit der Abhärtung darin, ohne Strümpfe in Sandalen umherzugehen. Gerade in unserer Zeit der asphaltierten Straßen und Wege sollten Sie wieder mehr barfuß gehen.

Wirkung:
Das Barfußlaufen härtet ab und führt zu einer Kräftigung der Fußmuskulatur.

Das Tautreten

Eine andere Übung zur Krankheitsvorbeugung ist das Tautreten (Taulaufen). Da der Rasen nur frühmorgens betaut ist, muss die Anwendung sehr früh aus dem Bett heraus erfolgen. Wenn Sie morgens aufstehen, ist der Organismus gewöhnlich gut durchwärmt (bettwarm). Das taufrische Grün ist mit feinsten Wasserperlen benetzt. Gehen Sie zunächst nur für 1–2 Minuten durch das feuchte Gras. Danach die Füße nicht abtrocknen, sondern nur das Laub oder Gras mit den Händen abstreifen und dann sogleich warme Woll- oder Baumwollsocken und Schuhe anziehen. Sorgen Sie nach dem Tautreten durch Bewegung (schnelles Gehen) für Wiedererwärmung. Auskühlung ist zu vermeiden. Wenn während des Taulaufens schneidender Schmerz auftritt, sollten Sie die Anwendung beenden. Dieses Gefühl ist unangenehm, aber harmlos; es tritt besonders bei untrainierten Personen auf. Allmählich kann dann die Zeit auf 5 Minuten und mehr gesteigert werden.

Wirkung:
Das Tautreten wirkt durchblutungsfördernd, infektvorbeugend und vegetativ ausgleichend.

Gegenanzeigen:
Bei akuter Harnwegsinfektion oder Unterleibsentzündungen ist das Tautreten nicht geeignet. Wem keine geeignete Rasenfläche zur Verfügung steht, der kann auch auf nassen Steinen gehen. Dazu eignen sich zum Beispiel der Balkon oder die Terrasse. Die Steinplatten werden mit kaltem Wasser aus Gießkannen benetzt. Die Anwendungszeit beträgt in der Regel 3–5 Minuten. Als Abhärtungsmittel für Gesunde kann die Übung auf 30 Minuten ausgedehnt werden. Wichtig ist, dass Sie nicht auf den nassen Steinen stehen bleiben, sondern sich bewegen. Nach der Anwendung sollten Sie rasch in trockene, warme Socken schlüpfen und durch Gymnastik oder schnelles Gehen für Wiedererwärmung sorgen.

Das Schneegehen

Am besten eignet sich dazu neu gefallener, weicher Schnee. Der Schnee darf nicht festgefroren oder harsch sein. Warnungen vor Erkältungen und Erfrierungen durch diese kurzen Kaltanwendungen sind unberechtigt und zeugen von Unkenntnis. Der Untrainierte beginnt mit einigen Sekunden, später können Sie das Barfußgehen im Schnee auf 3–4 Minuten ausdehnen. Die individuelle Verfassung und Ausgangslage ist stets zu berücksichtigen. Bitte während und nach der Übung nicht stille stehen, sondern immer in Bewegung bleiben. Auf gute Wiedererwärmung achten!

Wirkung:
Das Schneegehen wirkt sehr erfrischend und kreislaufanregend. Es beugt Infekten vor und hilft bei Müdigkeit und Abgeschlagenheit.

Das Wassertreten

Das Wassertreten ist sowohl zu Hause in der Badewanne oder einer geeigneten Kunststofftonne (die Füße müssen genügend Platz haben) als auch im Freien in einem Bach oder Wassertretbecken durchführbar. Das Wassertreten ist eine der bekanntesten Kneippanwendungen.

Wassertreten – aber richtig!

So wird's gemacht: Füllen Sie leitungskaltes Wasser in einen geeigneten Behälter (s. S. 118), am besten bis oberes Wadendrittel bzw. bis unterhalb der Kniegelenke. Vorbedingung sind warme

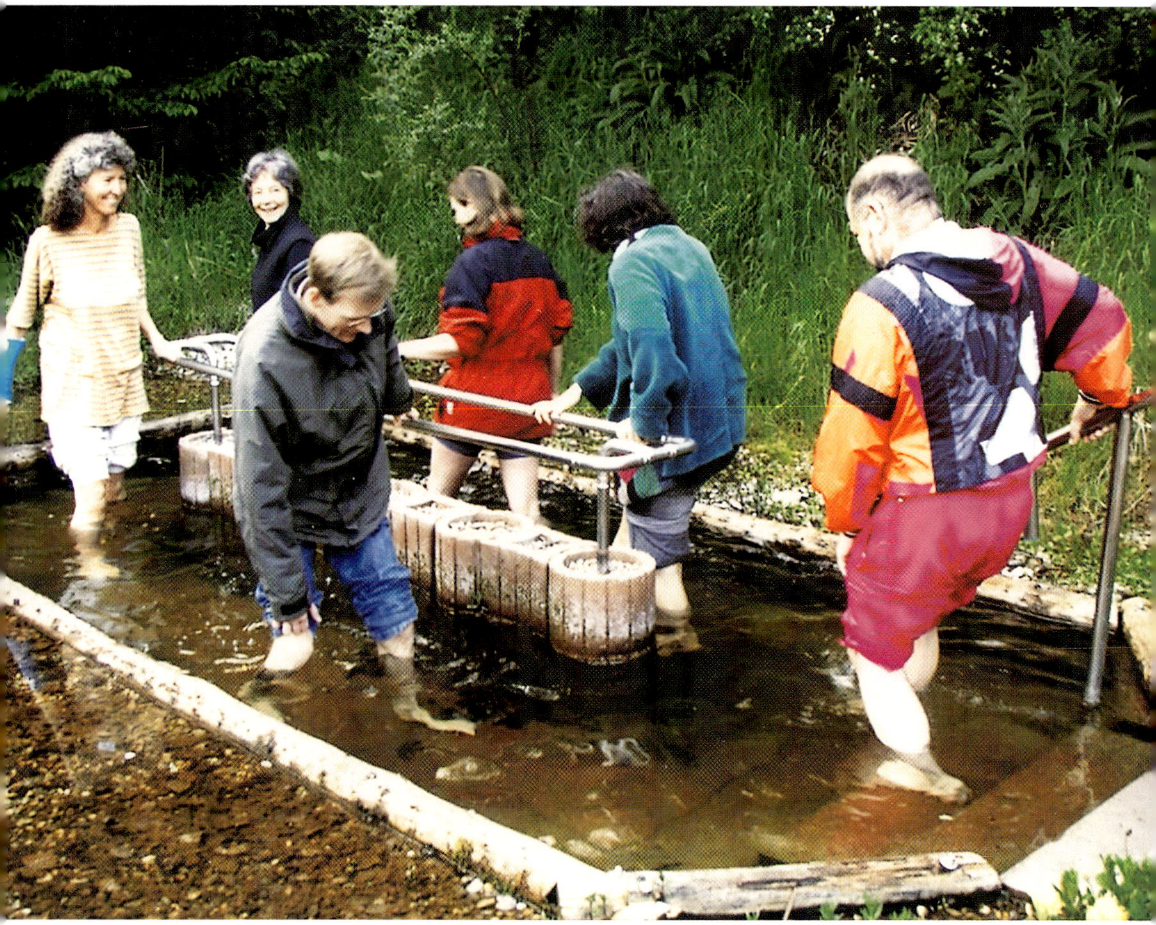

Das Kneipp-Tretbecken im Dr.-Bruker-Kräutergarten: an der Spitze (links) der Autor.

Füße. Wenn Sie die Badewanne benutzen, am besten eine Antirutschmatte hineinlegen, um einen Sturz zu verhindern. Nun heben Sie im Storchengang abwechselnd bei jedem Schritt einen Fuß nach dem anderen immer ganz aus dem Wasser, die Zehenspitzen zeigen nach unten. Je nach Verträglichkeit dauert die Anwendung 30–60 Sekunden.

Nach Beendigung das Wasser mit den Händen abstreifen (nicht abtrocknen), trockene wollene Strümpfe anziehen (keine synthetischen Fasern, keine Nylonstrümpfe) und 15 Minuten schnell gehen. Es tritt sogleich ein sehr angenehmes Wärmegefühl ein. Falsch ist es, das Wassertreten mit einem kalten Armbad zu kombinieren. Anfänger neigen dazu, im Übereifer die Kneippwassertretanlage (Wassertretbecken und Armbecken) voll auszukosten.

Die Anwendungen nie unmittelbar nacheinander durchführen, da sich die Wirkungen aufheben bzw. es zu Fehlreaktionen kommen kann. Also dazwischen etwa zwei Stunden Pause einlegen.

Die Anwendungen nie unmittelbar nacheinander durchführen, da sich die Wirkungen aufheben bzw. es zu Fehlreaktionen kommen kann.

Bei sehr empfindlichen Personen kann man mit temperiertem Wasser anfangen und nach und nach zum kälteren und schließlich zum ganz kalten Wasser übergehen.

Wirkung:
Das Wassertreten ist ein vorzügliches Ableitungsmittel bei Kopfschmerzen, Benommenheit und heißem Kopf. Es eignet sich auch gut als Einschlafhilfe und morgens als Muntermacher. Bei müden, schweren Beinen mit Schwellungsneigung, bei Krampfadern und Neigung zu hohem Blutdruck ist das Wassertreten ebenfalls zu empfehlen. Es erfrischt am Tag und beruhigt am Abend.

Gegenanzeigen:
Das Wassertreten darf nicht angewendet werden bei Blasen- und Nierenkrankheiten, akuter Harnwegsinfektion, Frösteln, Frieren, kalten Füßen, Menstruationsbeschwerden, arterieller Verschlusskrankheit (Raucherbein), Ischiasreizung.

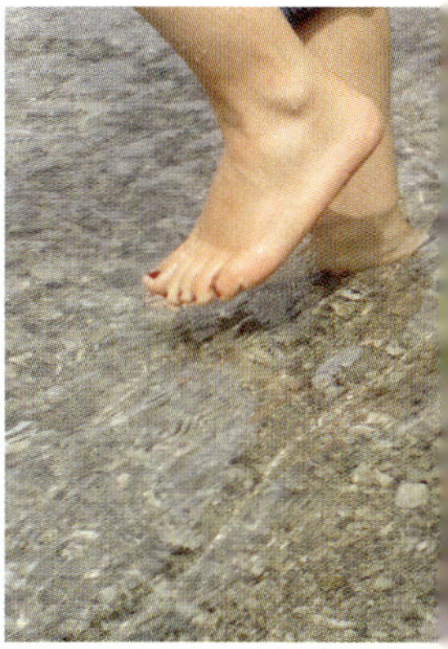

Wassertreten geht in jedem Bachbett.

Der Knieguss

Seine ersten Güsse verabreichte Kneipp aus der Gießkanne. Zur Verstärkung gab er Schnee oder Eis ins Wasser hinzu. Heute verwenden wir einen Dreiviertel-Zoll-Gießschlauch bzw. einen Gießrohraufsatz (Wassergießrohr), wodurch das Wasser in einem drucklosen, breiten Strahl ohne zu spritzen die begossene Extremität „ummantelt". Der Gießschlauch ist 1,50 m bis 2 m lang mit einem Innendurchmesser von mindestens 20 mm (1 Zoll = 2,54 cm). Wenn Sie den Gießschlauch senkrecht in die Höhe halten, sollte das Wasser etwa 4-Finger-breit übersprudeln (4-Finger-Regel), dann hat das Wasser den geeigneten Druck.

Seine ersten Güsse verabreichte Kneipp aus der Gießkanne.

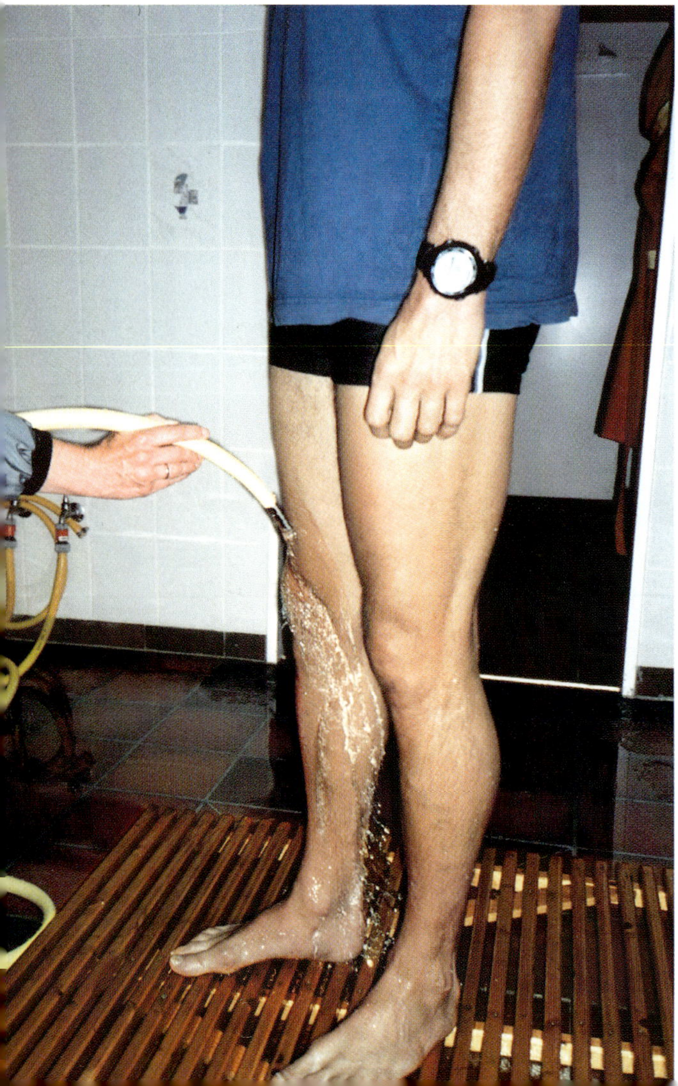

Wie bei jeder Kaltanwendung gilt: kein kalter Guss auf einen kalten Körper. Je kälter das Wasser, je kürzer die Dauer. Der Raum sollte angenehm warm sein. Zugluft vermeiden. Der Körper wird nur so weit entkleidet, wie für den Guss notwendig. Merke: „Beim Guss halt's Maul, sonst ist die Wirkung faul." (Sebastian Kneipp). Der Knieguss reicht vom Fuß bis handbreit über das Knie.

Es ist wichtig, beim Gießen die richtige Technik anzuwenden. Hierbei muss unterschieden werden, ob Sie den Guss ohne Hilfsperson selbst durchführen oder von einem Anwender (Gießer) (s. S. 76) behandelt werden.

Man beginnt an der rechten Kleinzehe (herzfern), führt den Strahl über den äußeren Fußrücken, seitlich am Unterschenkel aufwärts bis handbreit über das Knie. Dort verweilen Sie kurz, indem Sie den Schlauch leicht hin- und herbewegen, wodurch die Wade außen mit einem flachen Wassermantel übergossen wird. Nun den Schlauch nach vorn über die Kniescheibe zur Innenseite des Oberschenkels führen und hier ebenso einige Male hin- und herbewegen, so dass auch die Innenseite gleichmäßig mit einer weichen Wasserplatte begossen wird. Nun den Wasserstrahl auf der Innenseite des Unterschenkels abwärts über den inneren Fußrücken bis zur Großzehe führen. Dann folgt in gleicher Weise das linke Bein. Zum Schluss die rechte und linke Fußsohle begießen. Danach das Wasser mit bloßen Händen abstreifen, warme, trockene Socken anziehen und für gute Wiedererwärmung sorgen. Bei kranken oder geschwächten Personen kann der Knieguss auch im Sitzen verabreicht werden, etwa auf der Bettkante sitzend, wobei die Füße in einer entsprechend großen Wanne stehen, oder auf einem Schemel sitzend in der Duschtasse.

Wirkung:
Der kalte Knieguss eignet sich besonders bei müden, schweren Beinen, Krampfadern, Bluthochdruck, Kopfschmerzen, Migräne, Einschlafstorungen.

Gegenanzeigen:
Nicht geeignet ist der kalte Knieguss bei akutem Harnwegsinfekt, fortgeschrittenen arteriellen Durchblutungsstörungen, Regelblutungsstörungen, Hexenschuss, Nieren- und Blasenkrankheiten.

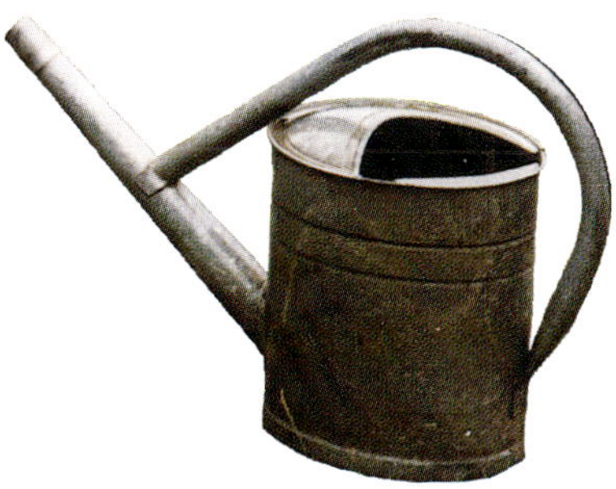

Die Trockenbürstung

Das Trockenbürsten wirkt sehr belebend. Die beste Zeit dafür ist der Morgen sofort nach dem Aufstehen. Die Anwendung ist recht einfach. Sie benötigen dazu lediglich eine Naturfaserbürste mit Schlaufe und abnehmbarem Stiel. Die Trockenbürstung dauert etwa 3 bis 5 Minuten. Keine zu harte Bürste verwenden. Nur unter leichtem Druck bürsten.

Technik: Man beginnt an einer herzfernen Stelle und bürstet dann in geraden Strichführungen oder kreisenden Bewegungen mit leichtem Druck von der Peripherie zum Zentrum, das heißt von den Füßen oder Händen entlang den Extremitäten herzwärts in Richtung Körperstamm. Am einfachsten gelingen die Bürstungen, Waschungen oder Güsse, wenn Sie sich als Startpunkt den rechten Fuß einprägen.

Ihr Herz ruht als etwa faustgroßes muskulöses Hohlorgan auf dem Zwerchfellsattel in der linken Brust, so dass der rechte Fuß der Ort mit der größten Entfernung zum Herzen ist. Aus der Erfahrung hat sich dieses Prinzip bewährt, um den Organismus an die Reize zu gewöhnen und eine falsche Reaktion zu verhüten. Sie beginnen also am rechten Fußrücken; die Fußsohle nicht vergessen. Nun bürsten Sie zügig, aber nicht hektisch die Außenseite des Unter- und Oberschenkels, dann Vorder-, Innen- und Rückseite des rechten Beines. Herzwärts kann der Druck der Bürste etwas verstärkt werden. Sogleich setzen Sie die Bürstung am linken Fußrücken und der Fußsohle fort. Dann bürsten Sie kreisförmig oder in geraden Linien den linken Unterschenkel, linken Oberschenkel, zuerst außen, dann vorne, innen und die Rückseite des Beines. Anschließend beide Gesäßhälften in kreisenden Bewegungen bürsten.

Jetzt ist der Oberkörper an der Reihe. Wiederum herzfern an der rechten Hand beginnen. Rechter Handrücken, dann über die Außenseite in längsgerichteten Strichen zur Schulter aufwärts, anschließend die Innenseite des rechten Armes, mit der Handinnenseite beginnend. In derselben Art und Weise gehen

Sie am linken Arm vor. An der Brust bürsten Sie von außen nach innen in Strichführung zum Herzen bzw. Brustbein hin. Stark behaarte Körperstellen und die Brustwarzen werden nicht gebürstet. In der Bauchregion, die nun folgt, führen Sie die Bürste im Uhrzeigersinn spiralförmig, am rechten Unterbauch beginnend, um den Nabel herum und ziehen immer enger werdende Kreise, das heißt, Sie folgen zuerst etwa dem Verlauf des „Dickdarmrahmens", ziehen also einen großen Kreis. Dieses Vorgehen orientiert sich an der Anatomie und Physiologie des Verdauungstraktes.

Wenn Sie mit Brust und Bauch fertig sind, geht's weiter an der seitlichen Halspartie und im Nacken. Führen Sie die Bürste unter leichtem Druck, nicht zu fest, sonst gibt's unangenehme Kratzer und Striemen, vom Haaransatz in Richtung Schultern

Trockenbürstung macht gute Laune.

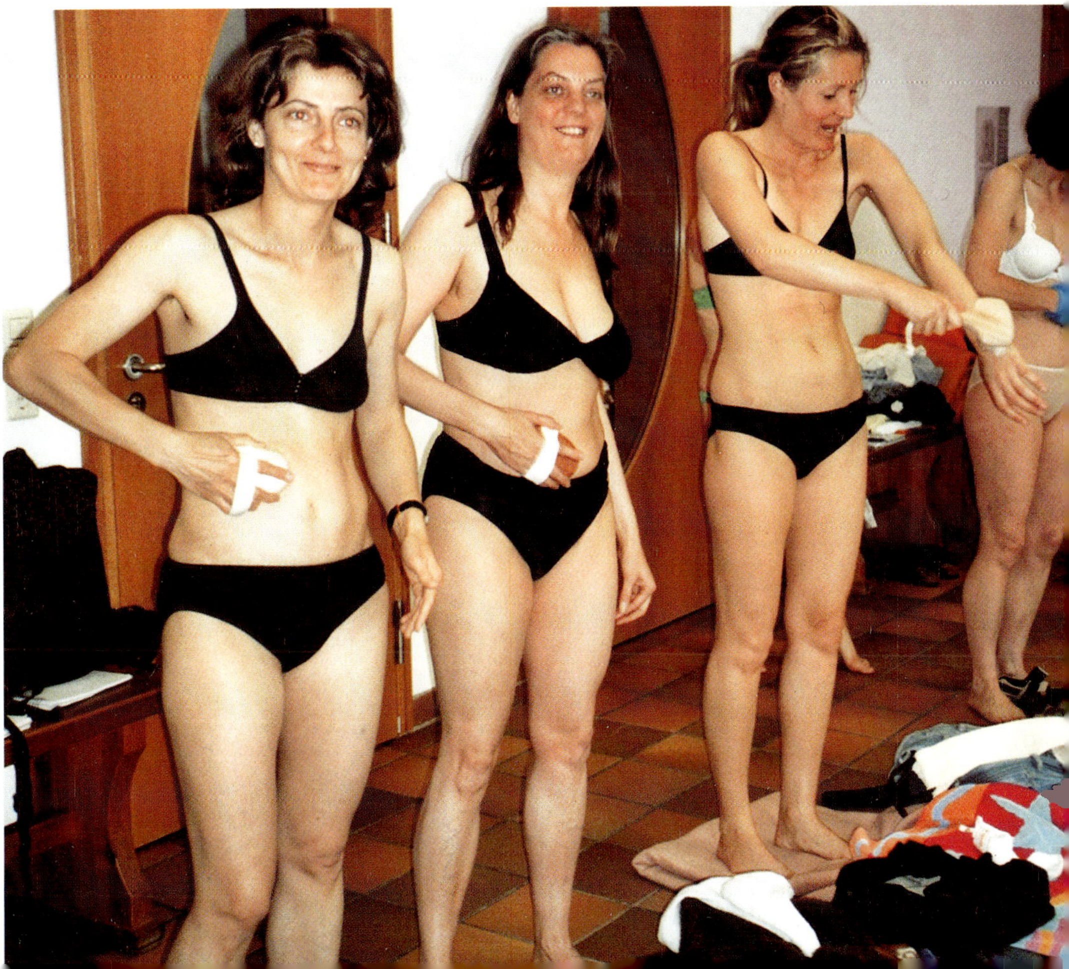

(mehrmals wiederholen). Es entsteht insgesamt eine angenehme Durchwärmung und leichte Rötung der Haut.

Zum Schluss ziehen Sie ein grobes Gerstenkornhandtuch (besonders raue Struktur) quer über den oberen und unteren Rücken.

Wer auf Kosmetika verzichten möchte und noch etwas für seine Schönheit tun will, kann mit einer weichen Baby- oder Gesichtsbürste auch noch das Gesicht ganz sanft in kreisenden Bewegungen von innen (Nase) nach außen (Wangen, Stirn, Kinn) bürsten. Besonders erfrischend wirkt danach eine kalte Abwaschung. Im Winter hat sich die Abreibung mit Schnee sehr bewährt. Nach der Anwendung schnell in die warmen Kleider und bewegen (Morgengymnastik). Sie können die Übung mit einem Luftbad kombinieren, indem Sie die Trockenbürstung vor dem geöffneten Fenster durchführen.

Wirkung:
Wegen der anregenden Wirkung wird das Trockenbürsten abends nicht von allen vertragen. Die Anwendung wirkt durchblutungsfördernd, kreislaufanregend, hautregenerierend, blutdruckregulierend und abhärtend.

Gegenanzeigen:
Bei entzündlichen Hautkrankheiten, Hautverletzungen, offenen Beinen oder entzündlichen Krampfadern ist das Trockenbürsten nicht geeignet.

Die Ganzwaschung

Die Waschungen zählen zu den mildesten Kneipp-Anwendungen. Sie werden meist mit klarem, kaltem Wasser durchgeführt. Zusätze wie Obstessig, Salz, Arnikaessenz oder Retterspitz können je nach Heilanzeige die Wirkung unterstützen. Sie benötigen lediglich einen Eimer mit kaltem Wasser, einen grobporigen Leinenwaschhandschuh und einige Minuten Zeit. Wer sich vor dem Wasser scheut und sich anfangs schwer überwindet, der beginnt einfach mit temperiertem Wasser (19 °–22 °C). Später können Sie dann kälteres Wasser verwenden.

Die Ganzwaschung ist eine tolle Abhärtungsübung! Sie ist eine Kombination aus Ober- und Unterkörperwaschung.

Die Ganzwaschung ist eine tolle Abhärtungsübung!

Die Anwendung wird am besten in den frühen Morgenstunden (5 bis 6 Uhr) durchgeführt. Bei Bettlägerigkeit, fieberhaftem Infekt oder Schwächezuständen kann die Waschung sitzend oder liegend im Bett erfolgen.

Sebastian Kneipp: „Bei einer Waschung liegt die Hauptsache darin, dass der ganze Körper oder der einzelne zu waschende Teil gleichmäßig nass werden. Diejenige Waschung wird die beste sein, die am gleichmäßigsten geschieht und am kürzesten dauert. Doch bedenke: Wessen Körper kalt ist, wer fröstelt oder friert, der nehme nie eine Waschung, vor allem nie eine Ganzwaschung vor.“ Also nie eine kalte Waschung auf kalte Haut! Das Ziel der Waschungen ist eine angenehme Wärmedurchflutung; auf Wiedererwärmung ist zu achten. Wenn Sie die Anwendung frühmorgens durchführen, sollten Sie danach nochmals ohne sich abzutrocknen ins warme Bett zurück. Der Schlaf wird nur kurz unterbrochen, er ist nach der Waschung tiefer und erholsamer als zuvor.

Falls Sie keinen Waschhandschuh aus Leinen zur Verfügung haben, benutzen Sie notfalls ein kleines Gästehandtuch, das Sie mehrmals falten oder um die Hand wickeln. Es soll nur ein hauchdünner Wasserfilm auf der Haut verteilt werden, das Tuch also gut auswinden. Es darf nicht triefend nass sein. Die Waschung wird zügig durchgeführt, jedoch ohne zu hasten. Eine Ganzwaschung dauert eine bis höchstens zwei Minuten.

Sebastian Kneipp: „Wird die Ganzwaschung bei einer Krankheit angewendet, so soll sie fortgesetzt werden, bis der Kranke vollständig gesund ist. Dann aber soll sie nur mehr jeden dritten oder vierten Tag stattfinden.“

So wird's gemacht: Ganz entkleiden. Der Raum ist angenehm temperiert und zugfrei. Den Waschhandschuh ins kalte Wasser eintauchen, dann gut ausdrücken. Die Waschung beginnt an der rechten Hand außen (Kleinfinger). Am rechten Arm außen hochfahren bis zur Schulter, an der Innenseite abwärts bis zum Daumen. Sodann das Tuch wenden bzw. die noch nicht benutzte Seite des Waschhandschuhs nach innen drehen. Nun die Unterseite des Armes hoch bis zur Achselhöhle, diese ebenfalls mit auswaschen. Tuch eintauchen, ausdrücken und den linken Arm wie rechts waschen.

Wiederum das Waschungstuch neu eintauchen und auswinden. Jetzt sind Hals, Brust, Leib und Rücken an der Reihe. Im Anschluss an die Arme wird der Hals abgewaschen. Den Hals von rechts nach links umfahren. Mit einigen Längsstrichen Brust, Seitenpartien und Bauch abwaschen. Bei der Frau unter der Brust die liegende 3 durchführen oder in Achtertouren um die Brust fahren. Tuch wenden und die Nackenregion von rechts nach links waschen. Für den Rücken das Tuch auseinanderfalten oder ein nasses Handtuch quer über den Rücken ziehen. Dabei fasst jede Hand ein Ende des Tuches.

Danach den Unterkörper waschen. An der Kleinzehe des rechten Fußes beginnen, über die Außenseite des Unter- und Oberschenkels bis zum Beckenkamm aufwärts, dann vorne, innen und zuletzt die Rückseite des Beins einschließlich Gesäß abreiben. Das Tuch zwischendurch wieder ins Wasser tauchen und ausdrücken. Am linken Bein verfährt man ebenso. Zum Schluss beide Fußsohlen, zuerst die rechte, dann die linke, abwaschen. Nach der Waschung nicht abtrocknen, sondern schnell anziehen und bewegen oder ins Bett zurück.

Kneipp ergänzt: „Eine Bemerkung muss ich zu der Ganzwaschung noch machen, und diese lautet: Alle Tage eine Ganzwaschung taugt nicht. Man gewöhnt dadurch den Körper zu sehr daran, und dann haben die Waschungen nicht mehr die vorzügliche Wirkung."

Zur allgemeinen Abhärtung empfiehlt Kneipp, mit den verschiedenen Wasserreizen immer wieder zu wechseln. So wird der Organismus herausgefordert, auf ständig neue Reize zu reagieren.

Wirkung:
Die Waschungen wirken stärkend, beruhigend, herzentlastend, wärmeregulierend und regen den Stoffwechsel an.

Das Luftbad

Das Luftbad ist das einfachste Mittel zur aktiven Gesundheitspflege. Abgesehen von den unbekleideten Händen, dem teilweise unbekleideten Hals und dem unbedeckten Gesicht bekommt die Haut der meisten Menschen zu wenig Luft zu spüren. Zu empfehlen ist das Luftbad bei Infektanfälligkeit, chronischen Hautleiden, Rachitis und Tuberkulose.

Beim Luftbad werden entweder die ganze Hautfläche oder nur einzelne Teile des Körpers dem Luftreiz ausgesetzt. Zu Beginn setzen Sie sich nur einige Minuten am Körper entblößt der Einwirkung der Luft aus. Am zweckmäßigsten beginnen Sie mit einem Zimmerluftbad, morgens vom Bett aus, indem Sie sich einige Minuten nackt im Zimmer bewegen. Bei geöffnetem Fenster können Sie dann die Dauer von 5 auf 10 Minuten steigern, um sich allmählich an das Freiluftbad zu gewöhnen. Das Luftbad ist zu beenden, bevor ein Fröstelgefühl eintritt.

Luftbäder sind für jeden Menschen geeignet. Auch für Säuglinge und Kleinkinder ist das Luftbad eine sehr einfache und wirksame Abhärtungskur. Unsere moderne Arbeitswelt bringt es mit sich, dass viele Berufstätige sich zu lange in schlecht gelüfteten, warmen Räumen aufhalten. Dies führt zu Verweichlichung, Wärmestauungen und Kopfschmerzen.

Luftbäder sind für jeden Menschen geeignet.

Wirkung:
Luftbäder wirken belebend, nervenberuhigend, entspannend, appetit- und stoffwechselanregend. Sie beugen all den Krankheiten

vor, bei denen eine mangelnde Abhärtung die Grundursache darstellt. Ganz besonders fördert das Luftbad die gesunde Funktion der Haut.

Das Sonnenbad

Die Sonne ist ein wunderbares Heilmittel.

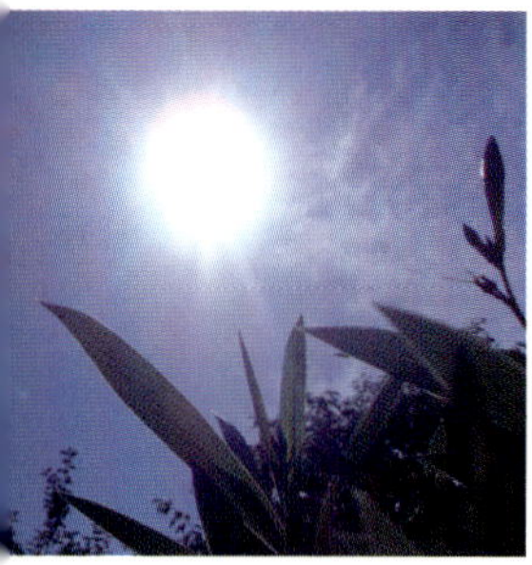

Nichts wirkt intensiver und tiefgreifender auf den gesamten Organismus als ein wohldosiertes Sonnenbad. Die Sonne ist ein wunderbares Heilmittel. Sonnenbäder sind grundsätzlich unbekleidet, also nackt, durchzuführen. Auch Teilbekleidung (Bikini, Badehose) behindert den Wärmeaustausch. Die Dosierung sollte natürlich so bemessen sein, dass kein Sonnenbrand entsteht. Also je intensiver die Strahlung, umso kürzer die Zeit des Sonnenbades. Ein Sonnenbad kann zu jeder Jahres- und Tageszeit genommen werden. Sinnvoll ist es, im Sommer bei angenehmen Temperaturen mit Minutenbädern zu beginnen. Je empfindlicher der Einzelne ist, umso kürzer sollte am Anfang die Dauer des Sonnenbades sein.

Zweckmäßig ist es, sich von allen Seiten bescheinen zu lassen, also jeweils zu Beginn 2–3 Minuten auf den Bauch und Rücken zu legen. Wer schon gebräunt ist, kann das Sonnenbad zeitlich ausdehnen. Die Hautbräunung durch vermehrte Pigmentbildung stellt einen Schutzmechanismus dar, weil die ultravioletten Strahlen von dem braunen Pigment absorbiert werden.

Ein Sonnenbrand weist immer auf eine übertriebene Anwendung hin. Jeder weiß, dass zu starke Sonneneinwirkung zum Sonnenbrand führen kann. Ein Sonnenstich kann sogar mit Schwindel, Übelkeit, Erbrechen und Fieber einhergehen.

Den besten Sonnenschutz bietet ein schattiges Plätzchen unter Bäumen oder Sträuchern. Sonnenschutzcremes sind nicht zu empfehlen, da sie die Hautatmung und Ausscheidungsfunktionen der Haut (Talg- und Schweißdrüsen) stören. Die sogenannten Lichtschutzfaktoren täuschen den Benutzer, da er nun glaubt, das Sonnenbad schadlos ins Unermessliche ausdehnen zu können. Sinnvoller ist es, das Sonnenbad je nach Gewöhnung und Hauttyp zu dosieren und die Besonnungszeit allmählich zu steigern.

Wirkung:
Sonnenlicht weckt die Lebensfreude und erhöht das Wohlbefinden. Durch richtig dosierte Sonnenbäder wird die Vitamin-D-Bildung gefördert und Calcium in die Knochen eingelagert. Sonne wirkt als hervorragende Verhütung von Rachitis, aber auch als Heilmittel bei vorhandener Rachitis. Regelmäßige Sonnenbäder sind außerdem geeignet bei Hautleiden, Schuppenflechte, schlecht heilenden Wunden, bei Haut- und Knochentuberkulose und allgemeiner Abwehrschwäche.

Das kalte Armbad

Beim kalten Armbad werden beide Arme rechtwinklig im Ellenbogengelenk gebeugt und langsam bis zur Oberarmmitte in 12–18 °C kaltes Wasser gebracht. Da die Waschbecken im Bad meistens sehr flach sind, verwenden Sie am besten eine Arm-

Das kalte Armbad

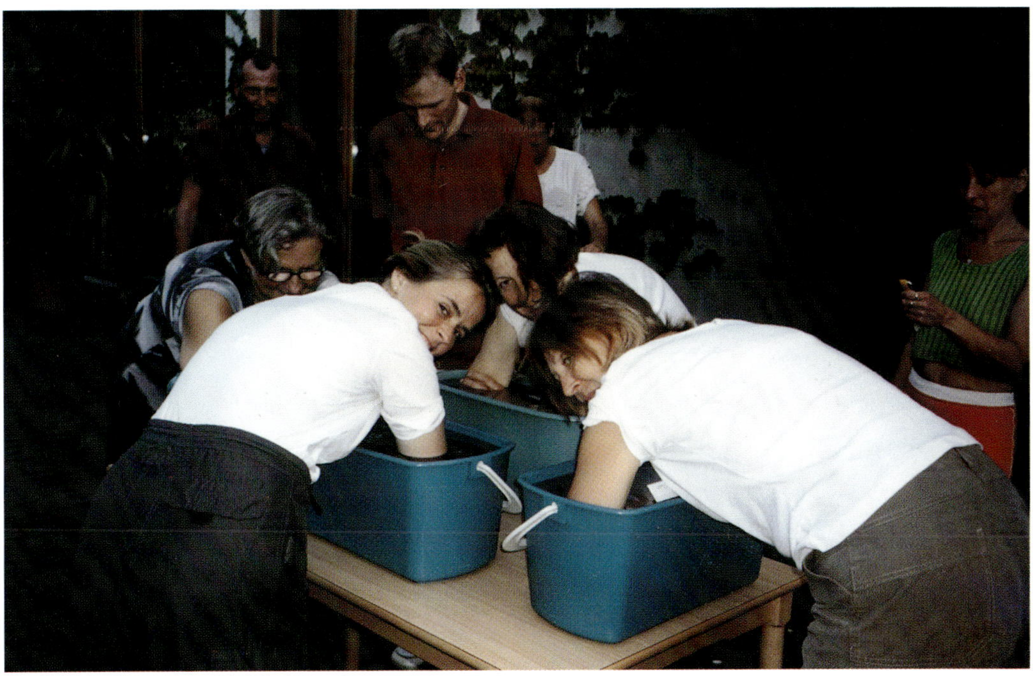

badewanne. Die Wanne sollte dabei so stehen, dass Sie sich in angenehmer, nicht zu stark gebückter Haltung darüberbeugen können. Die Dauer des Armbades beträgt 30 Sekunden. Bei Eintritt eines schneidenden Kältegefühls das Bad beenden. Danach das Wasser mit der flachen Hand abstreifen und durch schwingende Armbewegungen (Pendeln) für Wiedererwärmung sorgen.

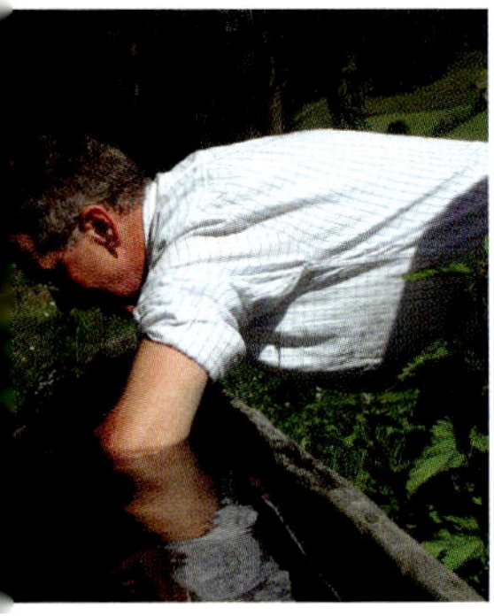

Gelegenheit zu Kneipp'schen Anwendungen gibt es immer …

Das kalte Armbad wird auch als „die Tasse Kaffee am Morgen“ bezeichnet. Die Anwendung regt an, aber nicht auf. Nicht mit kalten Händen ins kalte Wasser!

Wirkung:
Das kalte 30-Sekunden-Armbad kann mehrmals täglich angewandt werden. Es ist besonders nützlich zur Behandlung von unruhiger Herztätigkeit und zur Ableitung bei Kopfschmerzen. Bei Abgeschlagenheit, Müdigkeit, Schmerzen im Arm- und Schulterbereich, Gicht, zu hohem oder zu niedrigem Blutdruck und schlechtem Schlaf ist das kalte Armbad ein souveränes Hilfsmittel.

Gegenanzeigen:
Nicht geeignet ist das 30-Sekunden-Armbad bei koronarer Herzkrankheit (Angina pectoris) und Gefäßkrämpfen in den Fingern (Morbus Raynaud).

B. Waschungen

Wir unterscheiden zwischen Ganzwaschung (s. kleine Abhärtungsübungen, S. 62), Oberkörperwaschung, Unterkörperwaschung, Serienwaschung und Leibwaschung. Das Wasser für die Waschung soll so kalt wie möglich sein. Nie eine kalte Waschung auf eine kalte Haut. Zur Reizverstärkung können dem kalten Wasser Zusätze wie Obstessig, Retterspitz oder Arnikaessenz zugesetzt werden. Die Waschungen zählen zu den mildesten Wasserreizen und sind bei jedem Menschen in jedem Alter anwendbar. Bei sehr geschwächten oder empfindlichen

Personen kann auch temperiertes Wasser (19–22 °C) genommen werden. Zur Waschung verwenden Sie einen Waschhandschuh oder ein mehrfach zusammengelegtes grobporöses Leinentuch. Der Waschhandschuh soll gut durchfeuchtet, aber nicht tropfnass sein. Das Tuch immer gut ausdrücken, so dass beim Waschen ein feiner Wasserfilm auf der Haut verbleibt. Die Waschung wird unter gleichmäßigem Druck durchgeführt (nicht durch festes Reiben). Die Anwendung muss schnell vonstatten gehen. Auf die Raumtemperatur ist zu achten. Sie dürfen nicht frieren oder frösteln. Zugluft ist zu vermeiden. Am besten nehmen Sie die Waschung morgens vor, wenn Sie noch Bettwärme haben. Damit kann man schon beim Kind als abhärtende Maßnahme beginnen. Bei Bettlägerigen kann die Waschung auch im Bett durchgeführt werden.

Oberkörperwaschung

Sie benötigen dazu einen Eimer mit kaltem Wasser und einen Leinenwaschhandschuh. Oberkörper entkleiden. Tuch ins Wasser tauchen, auswringen. Die Waschung beginnt an der rechten Hand außen (Kleinfinger); an der Armaußenseite hoch bis zur Schulter – an der Innenseite abwärts zum Daumen. Waschhandschuh wenden. An der Innenseite hoch bis zur Achselhöhle, diese mitwaschen. Nun den linken Arm waschen, erst außen, dann innen (wie rechts). Neu eintauchen, ausdrücken, Hals waschen, dann in Längsstrichen die Brust waschen, den Bauch im Uhrzeigersinn um den Nabel herum. Für den Rücken verwenden Sie am besten ein nasses, gut ausgewundenes, grobes Gerstenkornhandtuch, das sie an beiden Enden anfassen und über den Rücken ziehen. Nach der Waschung nicht abtrocknen, sondern Oberkörper wieder bekleiden und zurück ins warme Bett oder durch Bewegung für Wiedererwärmung sorgen.

Wirkung:
Die Oberkörperwaschung ist zu empfehlen bei akuten und chronischen Atemwegskatarrhen, grippalen Infekten, Erschöpfung. Die Anwendung wirkt abhärtend, kreislaufanregend, herzentlastend und vegetativ ausgleichend.

Unterkörperwaschung

Benötigt werden ein kleiner Eimer oder eine Schüssel, ein Leinenwaschhandschuh oder ein 4-fach gefaltetes Gerstenkornhandtuch. Wenn Sie die Waschung morgens nach dem Aufstehen durchführen wollen, stellen Sie das Gefäß mit kaltem Wasser mit dem Waschtuch abends ans Bett. So hat das Wasser am frühen Morgen Zimmerwärme. Nur den Unterkörper entkleiden. Tuch ins Wasser tauchen und auswringen. Das Tuch soll nass, aber nicht triefend sein. Nach jedem Teilabschnitt wird das Tuch erneut eingetaucht und ausgedrückt.

Die Unterkörperwaschung beginnt bei der rechten kleinen Zehe, führt an der Beinaußenseite hoch bis zur Hüfte, dann über die Vorderseite des rechten Beines wieder zurück zum Fuß. Tuch wenden und an der Beininnenseite wieder hoch bis zur Leistenbeuge. Nachdem das Bein außen, vorne und innen abgewaschen wurde, wäscht man die Rückfläche des rechten Beines einschließlich des Gesäßes. Nach erneutem Eintauchen und Auswringen des Tuches wird das linke Bein wie rechts außen, vorne, innen und hinten (einschließlich Gesäß) abgerieben. Tuch zwischendurch wenden bzw. erneut ins Wasser tauchen.

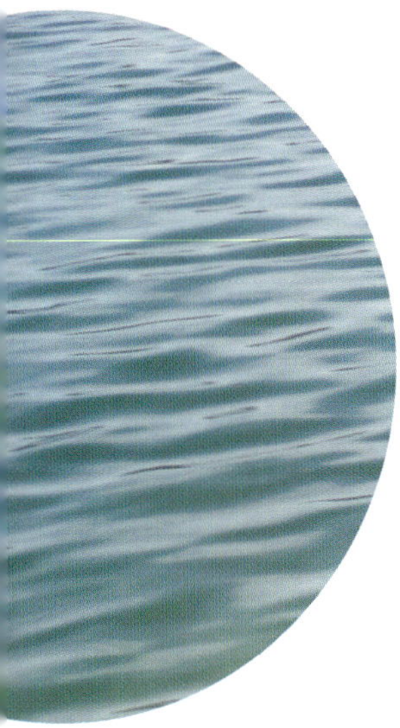

Nun waschen Sie den Bauch in kreisförmigen Bewegungen im Uhrzeigersinn um den Nabel herum; rechts in der Blinddarmgegend beginnend in mehrmals wiederholten Kreisen. Zum Schluss beide Fußsohlen waschen und danach ohne Abtrocknen sofort bekleiden und schön warm eingepackt 20–30 Minuten im Bett nachruhen oder durch Bewegung für Wiedererwärmung sorgen.

Wirkung:
Die Unterkörperwaschung führt zu einer guten Durchblutung der Beine. Sie hilft bei Infektanfälligkeit, Einschlafstörungen, vegetativer Dystonie, venösen Beinleiden, rheumatischen Beschwerden, Darmträgheit und Blähungen.

Gegenanzeigen:
Bei akuter Harnwegsinfektion und Unterleibsinfektionen ist die Anwendung nicht geeignet.

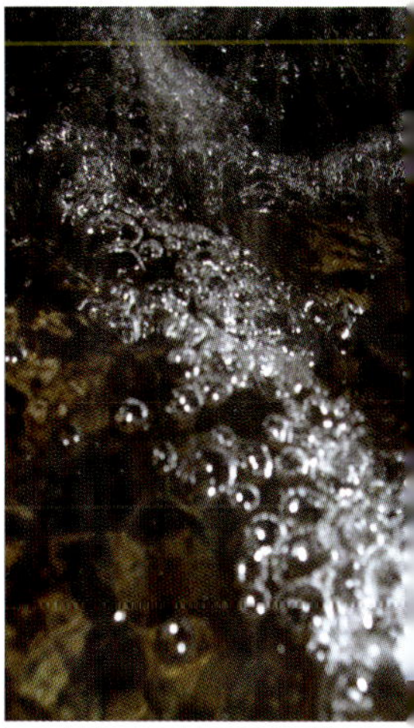

Leibwaschung

Tauchen Sie einen grobporösen Leinenwaschhandschuh ins kalte Wasser und wringen ihn gut aus. Dann fahren Sie im Uhrzeigersinn kreisförmig dem Verlauf des Dickdarmes folgend mit leichtem Druck 20–30 Mal über den Leib. Den Waschhandschuh zwischendurch wenden und die kühle Seite benutzen. Beginnen Sie in der Blinddarmregion (rechter Unterbauch). Regelmäßig abends im Bett angewandt wirkt die kalte Bauchwaschung besser als jede Einschlafpille.

Wirkung:
Die kalte Bauchwaschung wirkt schlaffördernd und darmanregend. Sie wird am besten im Liegen bei angezogenen Beinen ausgeführt. Als Einschlafhilfe kann sie abends im Bett durchgeführt werden. Die Leibwaschung ist eine sehr hilfreiche Anwendung für alle mit sitzenden Berufen. Sie beeinflusst die Verdauung günstig und beseitigt Verkrampfungen und Luftansammlungen im Verdauungskanal.

Serienwaschung

Die Serienwaschung ist eine Kaltanwendung für Fiebernde und wird meistens als Ober- oder Unterkörperwaschung durchgeführt, um einen Schweißausbruch zu erzielen. Sie kann auch schon bei Säuglingen und Kleinkindern angewendet werden.

Der Kranke wird innerhalb von zwei Stunden 4–6 Mal kalt gewaschen. Zwischen den Waschungen liegen etwa 20–30 Minuten Zeitabstand. Den Körper nur so weit abdecken, wie gewaschen wird; danach sofort wieder gut zudecken. Wenn der Patient zu schwitzen beginnt, wird die Serie beendet. Bei hohem Fieber leicht temperiertes Wasser von 18–22 °C verwenden. Die Füße müssen warm sein, sonst vorher erwärmen. Je höher das Fieber, umso weniger kalt das Wasser! Sollte die erwünschte Reaktion nach 6 Waschungen nicht eintreten, wird die Behandlung beendet. Der Patient darf nicht frieren oder frösteln. Beim Kleinkind genügt es, die Unterarme oder Beine bis zum Knie zu waschen. Der Kranke sollte auf jeden Fall Bettruhe einhalten.

Wirkung:
Bei allen fieberhaften Erkrankungen, vor allem sogenannten grippalen Infekten, ist die Serienwaschung anzuwenden.

Fieber (per Definition Körpertemperatur > 38,5 °C) ist eine natürliche körpereigene Abwehrmaßnahme; es sollte nicht durch fiebersenkende Medikamente künstlich gesenkt werden. Besser geeignet sind milde, mitsinnige Verfahren wie kalte Serienwaschungen, Einläufe, Fastentage und Homöopathika nach Modalität.

Wie bei allen häuslichen Anwendungen gilt, dass Sie einen Arzt zu Rate ziehen sollten, wenn sich trotz der Maßnahmen keine Besserung einstellt und Sie den Zustand des Kranken nicht beherrschen oder tolerieren können.

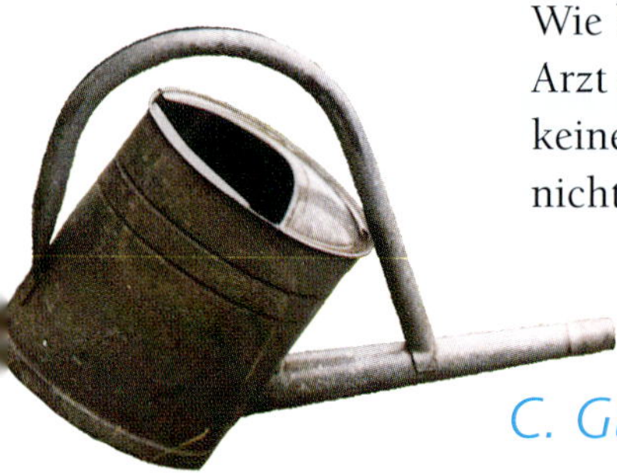

C. Güsse

Die Güsse werden kalt, temperiert, wechselwarm, heiß oder temperaturansteigend gegeben. Es wird zwischen einfachen Kneipp'schen Güssen (Flachgüsse) und Blitzgüssen (Druckstrahlgüsse) unterschieden. Je nach Krankheitsbild und Reaktionslage werden die Güsse variiert. Für den häuslichen Gebrauch kommen nur die Flachgüsse in Frage. Blitzgüsse werden nach ärztlicher Verordnung in Kureinrichtungen vom Fachpersonal verabreicht. Ein Guss im Kneipp'schen Sinne ist durch einen gebündelten, fast drucklosen Wasserstrahl gekennzeichnet. Die einzelnen Körperteile werden derart begossen, dass das Wasser einen möglichst gleichmäßigen „Wassermantel“

bildet. Das Wasser soll in Form einer flachen, fächerförmigen Wasserplatte ruhig auf den Körper treffen, es darf nicht in alle Richtungen spritzen.

Zur Durchführung benutzt man einen ca. 1,5–2 m langen flexiblen Schlauch mit einer lichten Weite von 20 mm. Für den Hausgebrauch genügt der Duschschlauch, von dem man die Handbrause abschraubt und einen im Handel erhältlichen Gießrohraufsatz anstelle des Brausekopfes installiert. Werden die Güsse mit einem Gießhandstück verabreicht, so entsteht ein gleichmäßiger, weicher voller Wasserstrahl, der die Haut ummantelt. Um den richtigen Wasserdruck zu bestimmen, wird der Gießschlauch senkrecht nach oben gehalten. Das Wasser sollte nun eine Handbreit (4-Finger-Regel) über die Schlauchmündung nach oben sprudeln; dann ist der Gießdruck richtig.

Es gilt zu bedenken, dass Kneipp keine Brause kannte. Die ersten Güsse verabreichte er mit der Gießkanne. Wenn Kneipp von Güssen sprach, so meinte er nur kalte Güsse. Er verordnete den kalten Knieguss, Oberguss, Rückenguss, Unterguss und den Vollguss. Für alle Güsse gelten die schon genannten Grundregeln:

1. Kein kalter Guss auf einen kalten Körper.
2. Keine Anwendung im kalten oder zugigen Raum.
3. Unmittelbar vor oder nach dem Essen keine kalte Anwendung.
4. Vor der Anwendung Blase und Darm entleeren.
5. Während der Anwendung tief und ruhig atmen. Mit Beginn des Gusses ausatmen.
6. Nicht im kalten Wasser stehen; das Wasser sollte ablaufen können. Am besten auf einen Lattenrost stellen, um ein Auskühlen zu verhindern.
7. Nach kalten Anwendungen nicht abtrocknen.
8. Zur Wiedererwärmung Bettruhe oder aktive Wiedererwärmung durch Bewegung.
9. Wohlbefinden ist der wichtigste Parameter.

Wohlbefinden ist der wichtigste Parameter.

10. Zwischen den Anwendungen sollte eine Pause von 2 Stunden eingehalten werden.
11. Individuelle körperliche Verfassung und Gegenanzeigen berücksichtigen.

Die einfachen Güsse (Flachgüsse)

Die Güsse sind ein wesentlicher Bestandteil der Kneipp'schen Hydrotherapie. Die beste Zeit für die Anwendung der Güsse ist der Vormittag oder Nachmittag. Der verwendete Wasserstrahl soll bei den einfachen Güssen nicht stark sein. Damit der Wasserstrahl schräg auf den zu begießenden Körperteil auftrifft, hält man das Ende des Schlauches wie einen Federhalter in der führenden Hand (Stifthaltung). Beim Gesichtsguss oder Brustguss benutzt man die sogenannte „Kletterhaltung". Die Hand hält den Schlauch mit der Öffnung nach oben, so dass das Wasser „hochklettert". Je nach Händigkeit hält die andere Hand das leitungsnahe Ende des Schlauches. Bei jedem Guss fordert man den „Patienten" zum ruhigen und tiefen Atmen auf. Je nach Indikation (Heilanzeige) werden folgende Güsse unterschieden:

Knieguss, Schenkelguss, Unterguss, Oberguss, Vollguss, Rückenguss, Brustguss, Armguss, Kopfguss, Gesichtsguss, Ohrenguss, Augenguss, Lumbalguss.

Bei allen Güssen sollte ein Lattenrost verwendet werden. Die Füße sollen nicht im Wasser stehen. Wer es richtig macht, bei dem umschließt das Wasser wie ein Mantel den begossenen Körperabschnitt.

Wer das Gießen versteht, der ist ein Künstler in der Heilkunde

„Wer das Gießen versteht, der ist ein Künstler in der Heilkunde", so ein Ausspruch von Kneipp. Bezüglich der Dauer der Güsse kann keine genaue Zeitangabe gemacht werden. Im Allgemeinen kann eine Minute als Maß angegeben werden. Die Einführung der Güsse in die Hydrotherapie ist vielleicht Kneipps größter Verdienst, sagte sein ärztlicher Begleiter Dr. med. Alfred Baumgarten.

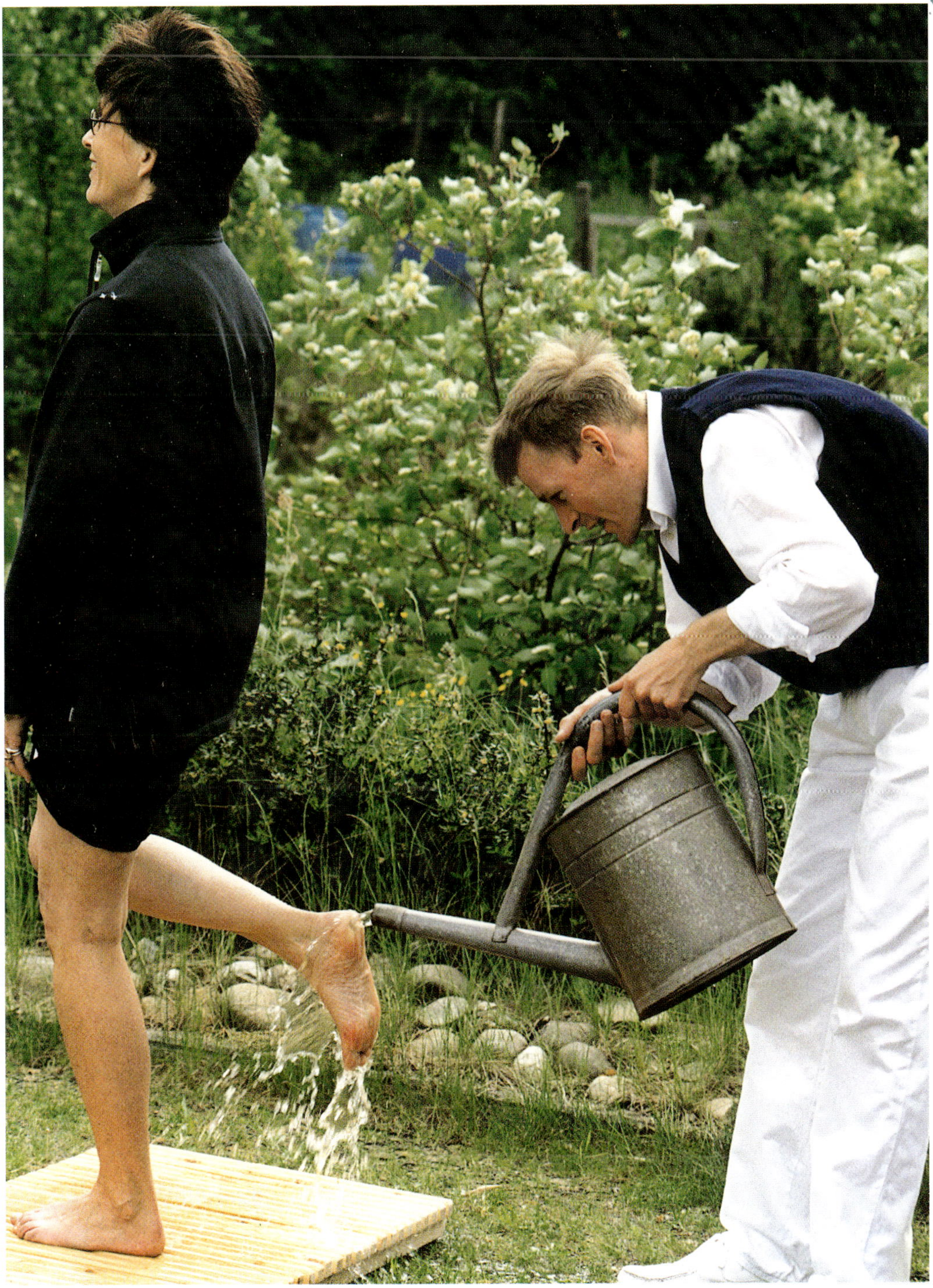

Dr. Birmanns in Aktion

Knieguss

Der Knieguss ist eine Anwendung, mit der in der Regel eine Wasserkur eingeleitet werden kann.

Der Knieguss ist eine Anwendung, mit der in der Regel eine Wasserkur eingeleitet werden kann. Er darf auch bei schwächlichen Personen durchgeführt werden. Gewöhnlich wird der Knieguss im Stehen appliziert; bei sehr Kranken kann er auch im Sitzen vom Bett aus durchgeführt werden. Jeder Guss beginnt an der herzfernen Stelle. Bei kalten Güssen vorher einatmen und mit Beginn des Gusses ausatmen. Je kälter das Wasser, je kürzer die Dauer, umso besser die Wirkung. „Die mildeste Anwendung, die zum Ziele führt, ist die beste" (S. Kneipp).

Die Haut der begossenen Extremität rötet sich, eventuell tritt ein Kälteschmerz ein. Stets die Ausgangslage und die Reaktionsfähigkeit beachten und den Patienten gut beobachten. Nach dem Guss nicht abtrocknen, sondern das Wasser nur mit den Händen abstreifen. Sofort für Wiedererwärmung sorgen.

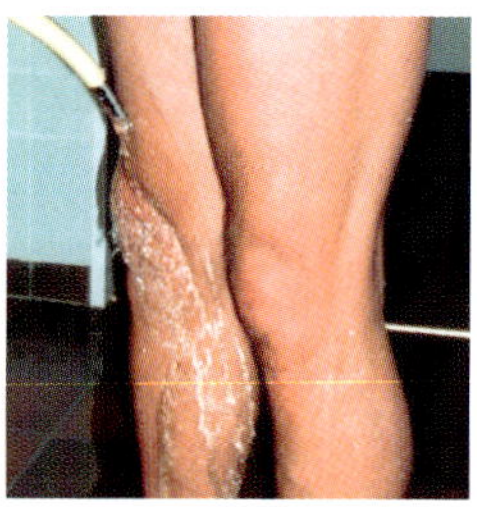

Technik: Der Patient stellt sich mit dem Rücken zum Gießer. Die Beine sind leicht gespreizt. Der Knieguss beginnt am rechten Fuß (Kleinzehe) und reicht bis handbreit übers Knie. Dann geht man mit dem schräg auffallenden Wasserstrahl langsam an der Außenseite der Wade hoch nach oben bis etwa 10 cm über der Kniekehle; verbleibt dort etwa 5 – 10 Sekunden. Durch leichtes Hin- und Herbewegen des Schlauches trifft das Wasser auf verschiedene Stellen der Kniekehle, und die Wade erhält einen glatten Wassermantel. Nun führt man den Schlauch an der Innenseite des rechten Unterschenkels wieder hinunter bis zur Großzehe.

Dann folgt in gleicher Weise der linke Unterschenkel. Beginnend am linken Fußrücken steigt man mit dem Wasserstrahl wiederum bis zur Kniekehle hoch, wartet wie rechts 5 – 10 Sekunden und wechselt dann zur Verstärkung unmittelbar, ohne am linken Unterschenkel hinunterzugehen, wieder zur rechten Kniekehle über, wo man oberhalb der Kniekehle wieder einige Sekunden stehen bleibt, wechselt daraufhin zur linken Kniekehle zurück, wartet wieder einige Sekunden und geht dann an der Innenseite des linken Unterschenkels herunter bis zum Innenrand des Fußes. Dann dreht sich der Patient um, sodass er mit dem Gesicht zum Anwender steht. Man beginnt wieder an der rechten Kleinzehe, führt den Strahl seitlich am Schienbein hoch bis handbreit über das Knie. Dort wird der Schlauch leicht hin und herbewegt, für ca. 10 Sekunden verweilen, sodass das Wasser mantelförmig über die Unterschenkelvorderseite fließen kann. Danach mit dem Schlauch wieder an der Innenseite des Schienbeines abwärts bis zur Großzehe.

Jetzt begießt man das linke Bein, steigt außen langsam aufwärts bis über die Kniescheibe, verweilt dort für 5–10 Sekunden, wechselt dann wieder kurz auf die Gegenseite, um nach wenigen Sekunden wieder zum linken Bein zurückzugehen. Schließlich den Wasserstrahl an der Innenseite des linken Unterschenkels abwärtsführen. Nun nochmals umdrehen und zum Abschluss rechte und linke Fußsohle begießen.

Wirkung:
Der kalte Knieguss wirkt durchblutungsfördernd, entstauend, ableitend, blutdrucksenkend. Nach einer primären Gefäßverengung kommt es in der zweiten Phase zu einer reaktiven Erweiterung der Gefäße. Der Guss wirkt außerdem tonisierend auf das venöse System und schlaffördernd. Zu empfehlen bei: Bluthochdruck, Kopfschmerzen, müden, schweren Beinen, Krampfadern und Einschlafstörungen.

Gegenanzeigen:
Nicht geeignet bei fortgeschrittener arterieller Verschlusskrankheit, Ischialgie und Harnwegsinfekt.

Die oben beschriebene Gießführung gilt für kalte, warme, wechselwarme und heiße Kniegüsse.

Der *Wechselknieguss* erfolgt also in gleicher Weise. Sie beginnen für 1–2 Minuten mit einem 37–39 °C warmen Guss, dann 5–10 Sekunden kalt abgießen. Nochmals warm und kalt. Immer mit kalt aufhören.

Zur Wiederholung sei nochmals erwähnt: mit Warmanteil beginnen, bis eine gute Rötung der Haut festzustellen ist. Anschließend folgt der kalte Guss für etwa 5–10 Sekunden. Danach wieder warm gießen. Abschluss bildet der kurze kalte Guss.

Schenkelguss

Die Technik ist dieselbe wie beim Knieguss. Auf Grund der größeren Reizfläche ist die Wirkung allerdings stärker. Beim Schenkelguss handelt es sich um die Begießung beider Beine bis zum Beckenkamm unter Einschluss des Gesäßes. Es wird, wie es der Name Schenkelguss schon sagt, das ganze Bein bis zur Hüfte begossen. Der Schenkelguss bildet die Fortsetzung des Kniegusses.

Technik: Der Patient steht wiederum mit dem Rücken zum Gießer. Man beginnt außen am rechten Fußrücken, führt den Wasserstrahl sodann über die Außenseite des Fußes langsam die Wade aufwärts an der Beinaußenseite hoch bis zur Hüfte. Hier für ca. 10 Sekunden verweilen und den Schlauch einige Male am Beckenkamm entlang über das Gesäß hin- und herfahren, so dass das Wasser eine ruhige gleichmäßige Wasserplatte bildet. Anschließend führt der Gießer den Schlauch an der Rückseite innen bis zur Ferse abwärts. In gleicher Weise das linke Bein begießen.

Auch beim kalten Schenkelguss kann man unterhalb der Gesäßfalte kurz zur Verstärkung auf die rechte Seite wechseln, um dort einige Sekunden zu verweilen und dann sofort ohne abzusteigen wieder zum linken Bein zurückzugehen. Hierauf geht man mit dem Wasserstrahl an der linken Innenseite des Beines abwärts zum Fuß.

Jetzt dreht sich der Patient um, so dass er dem Gießer das Gesicht zukehrt. Wieder rechts an der Kleinzehe beginnen und über die Außenseite des rechten Fußes den Schlauch seitlich aufwärts führen bis zur Leistenbeuge; 5–10 Sekunden verweilen und an der Innenseite langsam abwärts. Linkes Bein in gleicher Weise begießen. Das Schienbein sollte nicht direkt vom Wasserstrahl getroffen werden, sondern den Schlauch über die seitlichen Muskelpartien führen. Zum Schluss die Fußsohlen begießen.

Nach der Anwendung das Wasser mit den flachen Händen abstreifen, ankleiden und für Wiedererwärmung sorgen.

Den Schenkelguss können Sie natürlich auch ohne Hilfsperson alleine durchführen.

Technik: Beginnen Sie an der rechten Kleinzehe und führen dann den Schlauch über den seitlichen Fußrücken an der Beinaußenseite hoch bis zum Beckenkamm. In der Hüftregion führen Sie den Wasserstrahl einige Male hin und her, auch über die rechte Gesäßhälfte. Dann das Bein nach außen drehen und den Wasserstrahl in die Leistengegend führen und einige Sekunden hin- und herfahren. Nun den Strahl an der Beininnenseite abwärts zur Großzehe führen. In der gleichen Weise behandeln Sie das linke Bein.

Abschließend beide Fußsohlen begießen – zuerst die rechte, dann die linke.

Wasser abstreifen, ankleiden und bewegen.

Beim *Wechselschenkelguss* behandeln Sie zuerst etwa eine Minute lang mit warmem Wasser (etwa 38 °C), bis eine gute Durchwärmung eintritt. Es folgt der kalte Guss. Nochmals warm und mit kaltem Guss enden.

Wirkung:
Der Schenkelguss wirkt durchblutungsfördernd, entstauend und blutdrucksenkend. Die Heilanzeigen sind dieselben wie beim Knieguss: Krampfadern, venöse Insuffizienz, beginnende arterielle Durchblutungsstörungen, Einschlafstörungen. Ebenfalls geeignet ist der Schenkelguss bei Muskel- und Gelenkrheumatismus, und Hüftgelenksveränderungen.

Gegenanzeigen:
Nicht geeignet bei fortgeschrittener arterieller Verschlusskrankheit, Ischialgie und Harnwegsinfekt.

Armguss

Dazu wird der Rumpf leicht über die Badewanne gebeugt. Die Arme hängen locker herab. Beginnen Sie am rechten Arm an der Kleinfingerseite und führen dann den Wasserstrahl an der Armaußenseite langsam aufwärts bis zur Schulter. Hier 10 Sekunden verweilen, den Schlauch an der Schulterhöhe einige Male leicht hin- und herbewegen, so dass das Wasser mantelartig über den Arm abfließt. Dann wieder abwärts bis zum Daumen. Am linken Arm genau wie rechts verfahren. Führen Sie den Wasserstrahl langsam über den Handrücken und Arm aufwärts bis zur Schulter. Tief und ruhig atmen; auf entspannte Körperhaltung achten. Abwärts bis zum Daumen und abschließend die Handinnenfläche begießen.

Der Armguss ist leicht zu Hause durchführbar.

Der Armguss ist leicht zu Hause durchführbar. In den Kneippkuranstalten gibt es für den Armguss ein eigenes Gestell (Gießbock), über den sich der Patient beugt. Bei geschwächten Patienten oder Neigung zu Schwindelgefühl kann der Armguss auch im Sitzen durchgeführt werden. Notfalls können Sie die Arme auch einfach unter die Wasserleitung halten.

Der Armguss kann auch verlängert werden (verlängerter Armguss). Dabei führt man den Strahl bis zum Schulterblatt. Durch die vorgebeugte Oberkörperhaltung fließt das Wasser nicht in den Rücken, sondern über die Schulter-Nacken-Partie nach vorn.

Wirkung:
Der kalte Armguss dient zur Anregung der Blutzirkulation in den Armen. Reflektorisch führt er zu einer Mehrdurchblutung des Herzmuskels und der Bronchien. Er wirkt ableitend bei Kopfschmerzen und beginnendem Schnupfen. Auch bei Sehnenscheidenentzündung, Gicht, Arthritis der Finger- und Handgelenke und Schulterarthrose

ist er geeignet. Bei chronisch kalten Händen ist der Wechselarmguss zu empfehlen.

Gegenanzeigen:
Nicht geeignet ist der kalte Armguss bei schweren Durchblutungsstörungen des Herzens (koronarer Herzkrankheit), Angina pectoris, Frieren oder Frösteln.

Oberguss

Der Patient beugt sich vor wie beim Armguss. Man beginnt an der rechten Hand, steigt mit dem Wasserstrahl bis zur rechten Schulter hoch und geht an der Innenseite des rechten Armes abwärts. Nun hält man den Schlauch in Kletterhaltung, steigt an der Innenseite des linken Armes hoch, geht dann langsam auf die Brust über und umgießt diese in einigen Achterkurven. Dabei tief und ruhig atmen. Von der rechten Seite der Brust führt der Gießer den Wasserstrahl auf den Rücken und lässt ihn im breiten Strahl über die rechte und dann über die linke Rückenhälfte fließen.

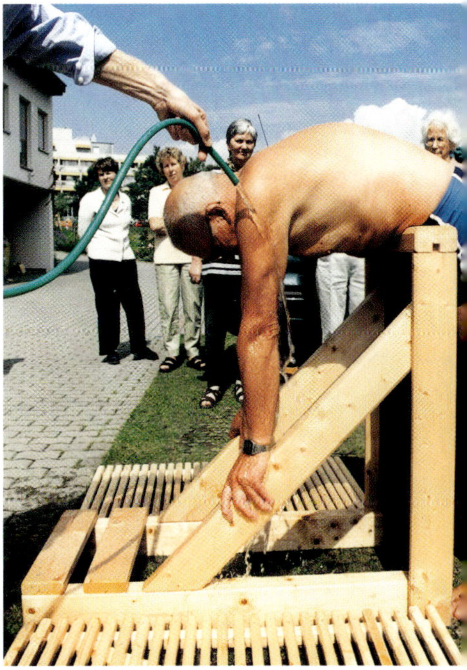

Der Gießbock ermöglicht eine entspannte Körperhaltung.

Der zu Begießende beugt sich so weit nach vorne über, dass das Wasser nicht in die Kreuzgegend fließt. Zum Abhalten des Wassers kann der Gießer seine freie Hand an die Nackenhaargrenze halten, damit das Wasser vom Kopf abgehalten wird. Der Guss wird über die Außenseite des linken Armes beendet.

Wirkung:
Der Oberguss wirkt besonders günstig bei Asthma und heißt deshalb auch Asthmaguss. Er gehört zu den reizstarken Anwendungen und wirkt sehr erfrischend. Er wird auch als allgemeines Abhärtungsmittel sehr geschätzt.

Nackenguss (heiß)

Der Patient beugt den Oberkörper über die Badewanne und stützt sich auf einen umgestülpten Eimer oder Behälter ab, der in der Wanne steht. Dann wird die Nackenpartie mit einer ruhigen gleichmäßigen Wasserplatte begossen, so dass das Wasser seitlich am Hals abfließen kann. Man beginnt mit 33 °C – 35 °C und lässt dann die Temperatur langsam auf ca. 41 – 42 °C ansteigen. Der Gießer hält mit der Hand den Schlauch und bedient mit der anderen den Einhandhebelmischer. Auf gleichmäßigen Temperaturanstieg ist zu achten. Während des Gusses dreht der Patient den Kopf langsam hin und her.

Wirkung:
Der Guss wirkt besonders wohltuend bei muskulären Verspannungen der Schulter- und Nackenmuskulatur. Auch bei Spannungskopfschmerz und Ohrgeräuschen (Tinnitus) ist der heiße Nackenguss geeignet.

Der „Königsguss" der Kneipptherapie

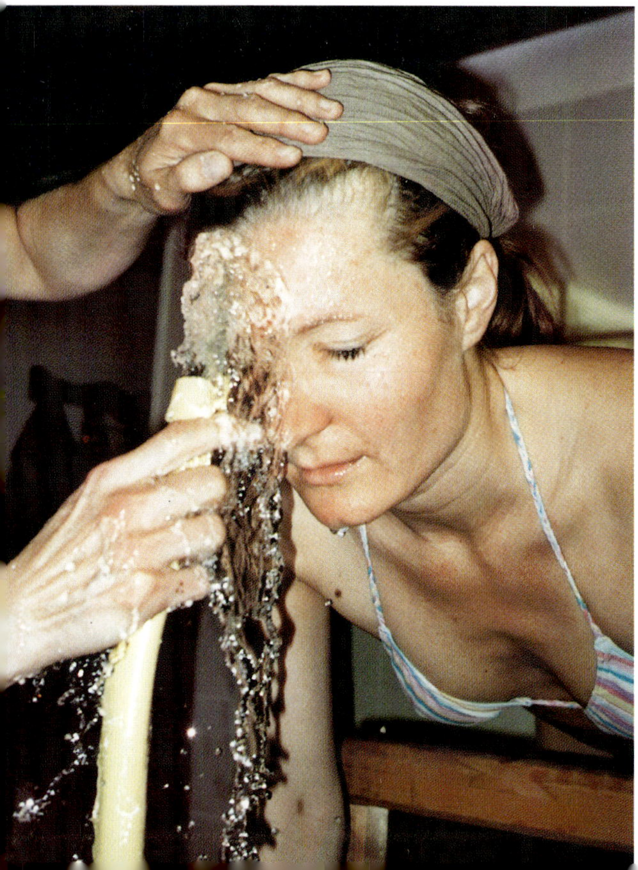

Gesichtsguss

Der kalte Gesichtsguss wird auch als Schönheitsguss bezeichnet.

Durchführung: Man beginnt an der rechten Schläfe, umkreist langsam das Gesicht bis zur linken Schläfe. Dann wird der Wasserstrahl einige Male über die Stirn geführt. Der Patient ist leicht vornübergebeugt. Der Gießer hält den Schlauch in Kletterhaltung und steht rechts vom Patienten. Nachdem die Stirn mit einigen Querstrichen begossen wurde, führt man den Schlauch in Längsstrichen von der Stirn bis zum Kinn über das Gesicht, von rechts nach links fortschreitend.

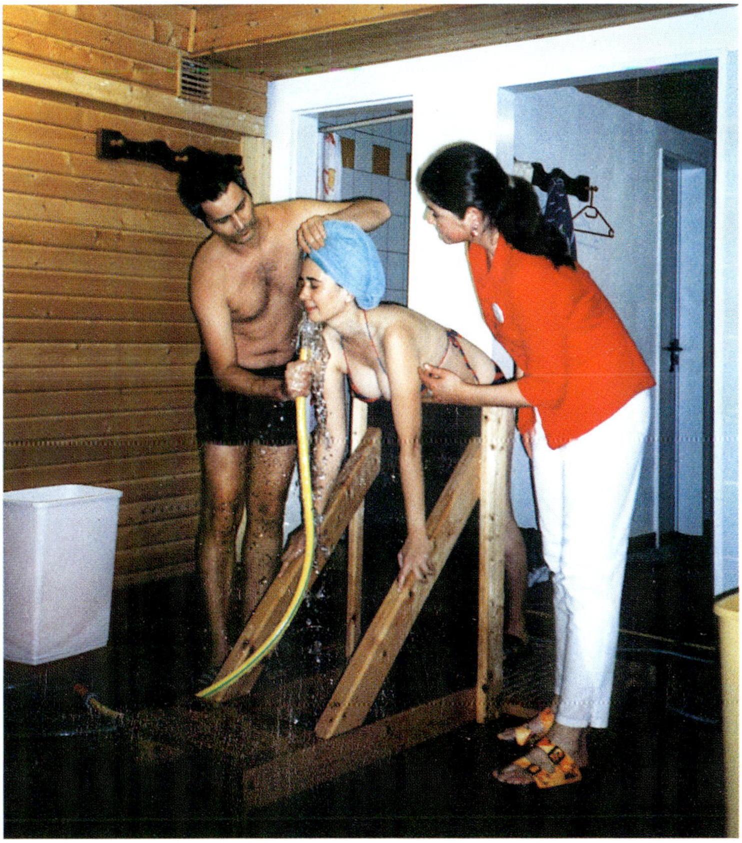

Gesichtsguss im Kneippraum des Dr.-Max-Otto-Bruker-Hauses

Der Schlauch muss so geführt werden, dass das Ein- und Ausatmen nicht behindert wird. Der Gesichtsguss endet mit einer kreisförmigen Begießung des Gesichtes. Danach das Gesicht abtrocknen.

Wirkung:
Dieser Guss wirkt besonders belebend und ist angezeigt bei Akne, müden Augen, nach geistiger Arbeit. Er dient auch zur Abhärtung bei Neigung zu Katarrhen der Nasennebenhöhlen.

Gegenanzeigen:
Nicht anzuwenden bei Glaukom (grünem Star).
Bei Gesichtsneuralgien und Migräne nur nach ärztlicher Verordnung.

Lumbalguss (temperaturansteigend)

Der Patient sitzt auf einem Hocker in der Dusche oder auf einem Brett, das quer über der Badewanne liegt. Nun wird die Lumbalregion (Kreuzgegend) mit einem breiten Wasserstrahl begossen. Der Strahl trifft etwa in Höhe des 12. Brustwirbels auf, so dass eine Wasserplatte den Lumbalbereich bedeckt. Die Temperatur wird von etwa 35 °C bis zur Verträglichkeitsgrenze bei ca. 43 °C gesteigert (Dauer 5- 10 Minuten).

Durch die kräftige Mehrdurchblutung entsteht eine intensive Hautrötung im begossenen Bereich. Anschließend abtrocknen und Bettruhe einhalten.

Wirkung:
Die Anwendung wirkt sehr entkrampfend und schmerzlindernd bei Hexenschuss und Verspannungen in der Kreuzregion.

Lumbalguss

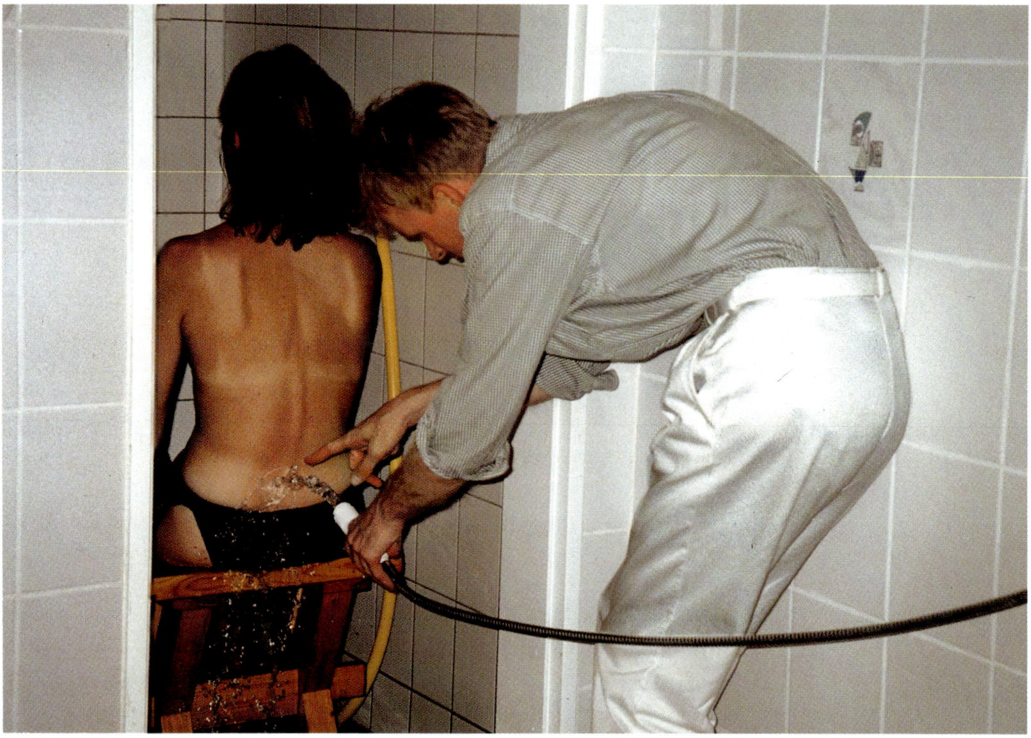

D. Bäder

In der Kneipptherapie werden die Bäder als Vollbäder, Dreiviertelbäder, Halbbäder, Sitzbäder, Fußbäder (Unterschenkelbäder) und Armbäder verordnet. Unter Berücksichtigung der Wassertemperatur unterscheiden wir kalte Bäder, warme Bäder, wechselwarme Bäder, temperaturansteigende und temperaturabsteigende Bäder. Eine Sonderform stellt das Überwärmungsbad dar. Sitzbäder, Arm- und Fußbäder werden als Teilbäder bezeichnet. Die genaue Wassertemperatur ist bei allen Bädern von großer Wichtigkeit. Ein Thermometer ist deshalb unerlässlich. Auch die Dauer der Bäder sollte möglichst genau eingehalten werden.

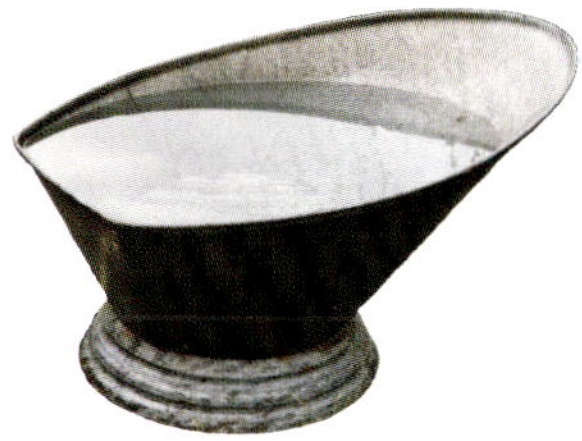

Bei den warmen Bädern kommen folgende Heilkräuterzusätze in Frage: Baldrian, Melisse, Lavendel, Rosmarin, Thymian, Zinnkraut, Eichenrinde, Fichtennadeln, Kamille, Heublumen oder Haferstroh.

Der Temperaturbereich liegt zwischen 36 °C und 38 °C, die Badedauer zwischen 15 und 20 Minuten. Danach erfolgt in der Regel eine kalte Abgießung.

Beim *Vollbad* liegt der ganze Körper bis zum Hals im Wasser. Die Wasserhöhe des *Dreiviertelbades* reicht bis zu den Brustwarzen. Beim *Halbbad* sitzt der Patient bis zum Bauchnabel im Wasser.

Die Temperatur des Kaltbades beträgt etwa 16 °C bis 18 °C. Die kalten Bäder sind Sekundenbäder von 5 – 10 Sekunden Dauer. Voraussetzung für ein kaltes Bad ist ein warmer Körper. Nach größeren Bädern und ansteigenden Bädern ist Bettruhe von 1 – 2 Stunden einzuhalten.

Bei den temperaturansteigenden Bädern wird mit einer Wassertemperatur von ca. 33° – 35 °C begonnen. Durch Zulauf heißen Wassers steigt die Temperatur gleichmäßig und langsam innerhalb von 25 Minuten auf 40 °C bis 42 °C. Nach temperaturansteigenden Bädern erfolgt keine kalte Nachbehandlung. Die betreffende Körperregion wird abgetrocknet, und der Patient hält gut eingepackt Nachruhe ein.

Die Reizstärke der Bäder richtet sich nach der Temperatur, der Dauer, der Ausdehnung und der individuellen Reaktionslage.

Badedauer: Zusammenfassung

Badezusätze:

- **Baldrian** beruhigend
- **Eichenrinde** adstringierend
- **Heublumen** krampflösend, schmerzlindernd
- **Lavendel** entspannend
- **Melisse** entspannend
- **Rosmarin** anregend
- **Senfmehl** durchblutungsfördernd
- **Thymian** schleimlösend
- **Wacholder** krampflösend, schmerzlindernd
- **Zinnkraut** adstringierend

Die übliche Badedauer beträgt je nach Art der Anwendung 5 Sekunden bis 25 Minuten. Warme Teil- und Vollbäder (sog. einfache Bäder) dauern 5–20 Minuten, temperaturansteigende Bäder 20–25 Minuten, kalte Bäder 5–30 Sekunden und Wechselbäder 5–10 Minuten warm und 10 Sekunden kalt.

Wirkung:
Je nach Badezusatz und Temperatur haben Bäder eine anregende oder entspannende Wirkung. Kalte Bäder führen zu einer Stimulation des sympathischen Nervensystems („Leistungsnerv"), warme Reize zu einer Tonisierung (Stärkung) des Nervus vagus (Parasympathicus = „Ruhenerv"). Warme Bäder öffnen die Hautgefäße und wirken schweißtreibend. Bei kalten Bädern verengen sich die Blutgefäße in der Peripherie, so dass die Durchblutung der inneren Organe gesteigert wird. Auch der hydrostatische Druck im Bad wirkt auf Lymph- und Blutgefäße. Der Auftrieb des Wassers führt zu einer Entlastung des Bewegungsapparates.

Durch die zugesetzten Badeessenzen (pflanzliche ätherische Öle) kommt es zu spezifischen Wirkungen. Badezusätze stehen als Extrakte, Öle oder Salze zur Verfügung. Die ätherischen Öle werden teilweise durch die Haut oder über die Atemwege (Inhalation) aufgenommen.

Das kalte Armbad

siehe unter Kapitel 10. (Kleine Abhärtungsübungen), Seite 67.

Wechselarmbad

Dazu sind zwei geeignete Armbadewannen nötig. Das eine Gefäß wird mit heißem Wasser 38°–40 °C gefüllt, das andere mit leitungskaltem Wasser (16°–18 °C). Man beginnt mit der Warmphase. Beide Arme tauchen Sie bis zur Oberarmmitte ins Wasser. Die Arme bleiben 10 Minuten im warmen Bad, dann wechseln Sie für 10 Sekunden ins kalte Wasser.

Das Wechselarmbad zweimal im Wechsel durchführen. Warm beginnen und kalt enden.

Die Armbadewannen sollen so groß sein, dass Sie die Arme im Bad leicht bewegen können. Der Patient sollte eine bequeme Sitzhaltung einnehmen.

In das warme Wasser kann je nach Indikation ein Kräuterzusatz hineingegeben werden. Nach dem Bad wird das Wasser mit der Hand abgestreift (nicht abtrocknen) und durch leichtes Schwingen der Arme für Nacherwärmung gesorgt.

Wirkung:
Wechselarmbäder sind ein vorzügliches Übungsmittel für die Herz-Kreislauforgane; sie helfen gut bei kalten, schlecht durchbluteten Händen. Die Wirkung ist durchblutungsfördernd und vegetativ stabilisierend.

Gegenanzeigen:
Bei Angina pectoris und Gefäßkrämpfen ist die Anwendung nicht geeignet.

Damit sich das warme Wasser während des Bades nicht zu sehr abkühlt, gießt man eventuell noch etwas heißes Wasser nach, um die Temperatur stabil zu halten.

Das temperaturansteigende Armbad

Unter ansteigenden Bädern versteht man solche, deren Temperatur von 35 °C – 37 °C anfangs langsam bis auf 42 °C gesteigert wird. Tauchen Sie beide Arme langsam in Wasser von 35 – 37 °C. Durch Zufließenlassen von heißem Wasser wird die Temperatur dann allmählich im Verlauf von 20 – 25 Minuten auf 40° – 42 °C gesteigert.

Gegebenenfalls können Sie das ansteigende Armbad auch nur mit einem Arm durchführen, um die konsensuelle Reaktion (sinnvolle Mitreaktion des nicht behandelten Körperteils) auszunutzen.

Je nach ärztlicher Verordnung kann die Anwendung auf eine Dauer von bis zu 45 Minuten ausgedehnt werden. Danach erfolgt keine kalte Nachbehandlung. Die Arme werden abgetrocknet. Anschließend Bettruhe von 30 Minuten.

Wirkung:
Die Anwendung führt Wärme zu und wirkt krampflösend auf die Herzkranzgefäße. Auf reflektorischem Weg führt das temperaturansteigende Armbad zu einer Verbesserung der Herzdurchblutung, so dass es bei Angina pectoris und Zustand nach Herzinfarkt (nach ärztlicher Verordnung) eingesetzt werden kann. Weitere Indikationen sind Infekte der oberen Atemwege, Asthma bronchiale.
Die Anwendung führt sogar zu einer Fernwirkung auf die Beingefäße, weshalb sie auch bei arteriellen Durchblutungsstörungen der Beine in Frage kommt.

Gegenanzeigen:
Bei Schwindelgefühl, Herzrasen oder Schwarzwerden vor den Augen muss die Anwendung sofort abgebrochen werden. Achten Sie deshalb auf die genaue Badedauer und Wassertemperatur.

Fußbad/Unterschenkelbad (kalt)

Dazu tauchen Sie beide Unterschenkel bis unterhalb der Kniegelenke in kaltes Wasser ein. Die Anwendung sollten Sie nur mit warmen Füßen ausführen. Die Fußbadewanne muss groß genug sein, so dass die Füße genügend Platz finden und das Wasser bis zum oberen Wadendrittel reicht. Sie können das Gefäß auch in die Badewanne stellen und sich auf den Wannenrand setzen. Das Badezimmer sollte gut gelüftet und warm sein. Kneipp hat das kalte Unterschenkelbad gerne verwendet. Es ist ein leichter Reiz; die Wassertemperatur liegt bei 16–18 °C. Grundsätzlich gilt jedoch so kalt wie möglich. Die Dauer beträgt 15–30 Sekunden, für Trainierte bis zu einer Minute. Bei Eintritt eines schneidenden Kältegefühls beenden Sie das Bad. Hinterher das Wasser abstreifen und durch Bewegung für Nacherwärmung sorgen.

Wirkung:
Durch das kurze kalte Unterschenkelbad wird das Blut von Kopf, Brust und Unterleib in die Füße geleitet. Es ist zu empfehlen bei schweren müden Beinen, Krampfadern, Kopfschmerzen, Blutandrang zum Kopf, Nasenbluten und akuter Gicht. Auch bei Einschlafstörungen tut es gute Dienste. Das kalte Unterschenkelbad wirkt abhärtend, erfrischt und stärkt die Fußmuskulatur.

Gegenanzeigen:
Nicht geeignet ist die Anwendung bei Nieren-Blasenleiden, fortgeschrittener arterieller Durchblutungsstörung (sog. Raucherbein), kalten Füßen und akuter Ischiasnervenreizung.

Wechselfußbad/Wechselunterschenkelbad

Es entspricht in seiner Ausführung dem Wechselarmbad. Man benötigt zwei Unterschenkelbadewannen mit entsprechendem Fassungsvermögen. Achten Sie darauf, dass das Wasser bis etwa eine Handbreit unter die Knie reicht. In das eine Gefäß kommt 38°–40 °C heißes Wasser, je nachdem, was Sie als angenehm warm empfinden. In das andere Gefäß kommt kaltes

Wasser aus der Leitung. Erst wenn alles vorbereitet ist, entkleiden Sie sich soweit wie nötig. Beide Beine werden nun in das heiße Wasser getaucht. Wenn die Füße nach 10 Minuten gut durchwärmt sind, wechseln Sie mit beiden Füßen ins kalte Wasser und baden beide Unterschenkel 10 Sekunden kalt.

Es wird genauso verfahren wie beim Wechselarmbad, also zweimal wechseln und mit kalt beenden. Dann das Wasser mit beiden Händen abstreifen, nur die Füße zwischen den Zehen abtrocknen. Für Nacherwärmung durch Bewegung oder auch Bettruhe sorgen.

Wechselunterschenkelbad

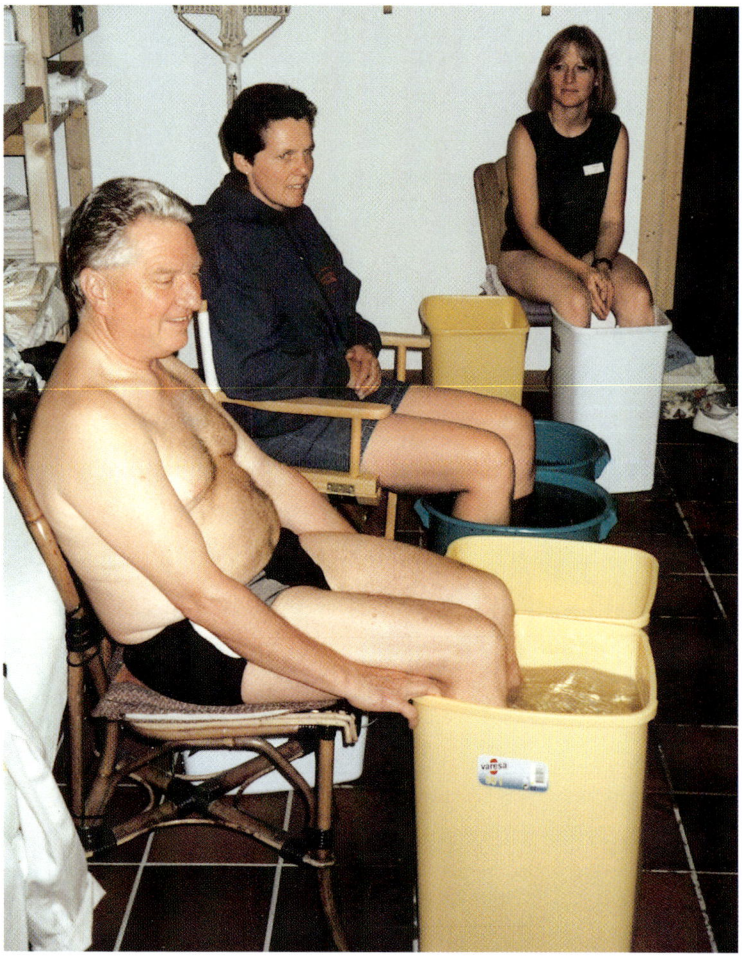

Stets mit warm beginnen und mit kalt aufhören, nicht umgekehrt. Gewöhnliche Putzeimer (10-Liter-Eimer) sind für Erwachsenenfüße zu klein und allenfalls für Kinderfüße geeignet.

Wirkung:
Der chronische Kaltfuß ist die bevorzugte Indikation für das Wechselunterschenkelbad. Die Anwendung entfaltet aber auch reflektorisch eine Fernwirkung auf die Organe des kleinen Beckens und den Nasen-Rachen-Raum.

Das Wechselunterschenkelbad wirkt abhärtend und durchblutungsfördernd. Es ist zu empfehlen bei beginnenden Erkältungskrankheiten und Infektanfälligkeit, bei Kopfschmerzen und Blutandrang im Kopf. Auch bei Schlafstörungen und Blutdruckregulationsstörungen ist das Wechselunterschenkelbad zu empfehlen.

Das Wechselunterschenkelbad wirkt abhärtend und durchblutungsfördernd.

Das temperaturansteigende Unterschenkelbad

Beide Beine werden bis unterhalb des Knies in eine mit 35°–37 °C warmem Wasser gefüllte Unterschenkelbadewanne gestellt. Innerhalb von 25–45 Minuten wird allmählich so viel heißes Wasser zugegeben, bis eine Temperatur von ca. 40°–42 °C erreicht ist. Ist die maximale Temperatur erreicht, verweilen Sie noch 5 Minuten im heißen Wasser. Anschließend Unterschenkel und Füße gut abtrocknen und 30 Minuten im Bett nachruhen.

Wirkung:
Das ansteigende Unterschenkelbad hat nicht nur eine sofortige örtliche Überwärmung zur Folge, sondern es bewirkt auch eine Mehrdurchblutung der Unterleibsorgane und der Schleimhäute im Nasen-Rachenraum. Geeignet ist diese Maßnahme besonders zum Kupieren einer beginnenden Erkältungskrankheit. Auch bei Schnupfen, Katarrh, Halsweh, Blasen- und Nierenentzündung, Menstruationsbeschwerden, hartnäckigen Ekzemen an Füßen und Unterschenkeln, bei Ulcus cruris (nach ärztlicher Verordnung) und Nagelbetteiterung ist das temperaturansteigende Unterschenkelbad zu empfehlen.

Das Sitzbad

Beim Sitzbad bedeckt das Wasser den Unterleib bis zur Nabelhöhe und bis zur Mitte der Oberschenkel. Die Beine hängen aus der Sitzbadewanne heraus. Sie sollten sich bequem mit dem Rücken anlehnen können. Am besten eignen sich Sitzbadewannen. Ersatzweise können Sie einen entsprechend großen Kunststoffkübel (Baustoffhandel) verwenden.

Das kalte Sitzbad macht müde Männer munter. Nur Mut!

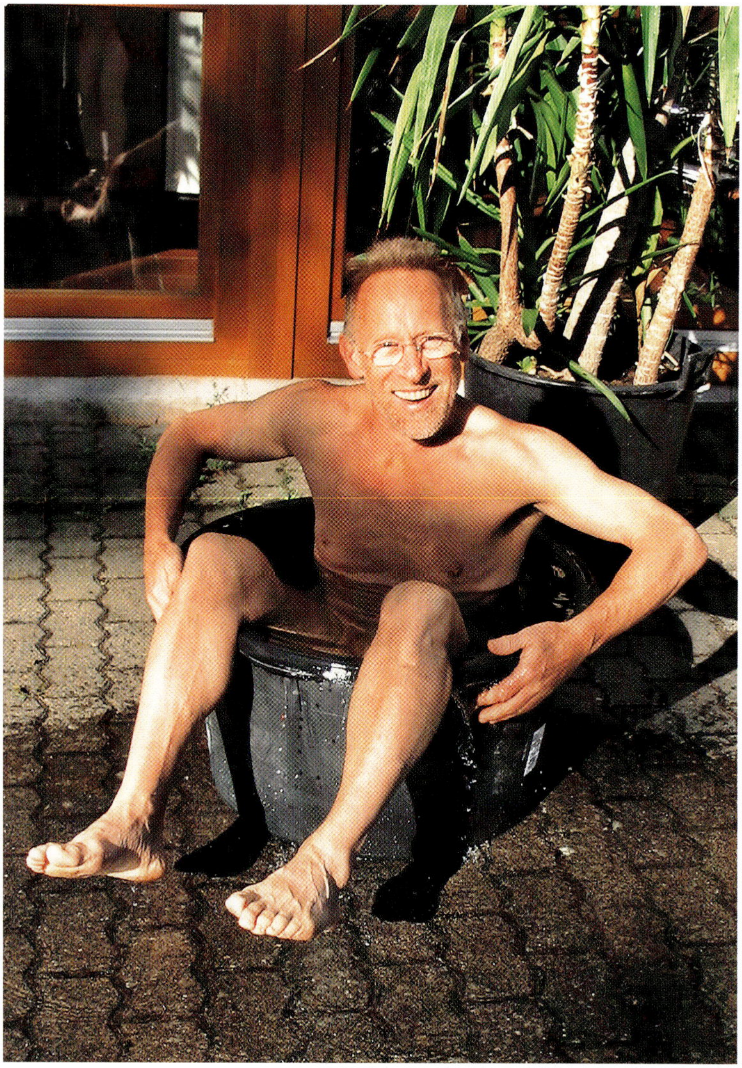

Das kalte 6-Sekunden-Sitzbad

Das Wasser wird gewöhnlich so genommen, wie es aus der Wasserleitung kommt, hat also eine Temperatur von ca. 16–18 °C. Das kalte Sitzbad machen Sie am besten vom Bett aus. Dazu wird die Sitzbadewanne am Abend vorher mit kaltem Wasser gefüllt. Morgens aus dem Bett heraus setzen Sie sich für eine Dauer von 6–10 Sekunden derart in die Wanne, dass der Unterkörper bis zur Nierengegend und die obere Hälfte der Oberschenkel in das Wasser eingetaucht sind. Der Oberkörper kann bekleidet bleiben.

Die Füße sollten auf einer warmen Unterlage ruhen und mussen warm sein. Das kalte Sitzbad ist ähnlich dem kalten Halbbad eine typische Kneippanwendung. Nach dem Sitzbad wird das Wasser mit den Händen nur abgestreift; ein leichtes Abtrocknen erfolgt nur in der behaarten Schamgegend.

Das Sitzbad lässt sich ebenfalls in einer tiefen Duschwanne oder in einer normalen Badewanne durchführen. Dazu stellt man einen Schemel oder Hocker in die Badewanne, um darauf die Unterschenkel hochzulagern.

Wirkung:
Kneipp verordnete das kalte Sitzbad bei Blutstauungen im Unterleib und bei Hämorrhoiden. Auch bei Kinderlosigkeit wurde das 6-Sekunden-Sitzbad von ihm empfohlen.

Das Wechselsitzbad

Beim Wechselsitzbad werden zwei Sitzbadewannen benötigt. Der Oberkörper bleibt möglichst bekleidet oder wird warm eingehüllt. Falls nur eine Sitzbadewanne zur Verfügung steht, benutzt man alternativ die normale Badewanne oder eine entsprechend große Plastikwanne aus dem Baumarkt. Zuerst baden Sie 5–10 Minuten in 38–40 °C heißem Wasser. In der Warmphase wird der Oberkörper warm eingepackt. Die Füße werden auch mit einer Wolldecke umwickelt und ruhen auf einem kleinen Schemel, so dass eine entspannte Sitzhaltung möglich ist.

Das kalte Sitzbad hat eine Temperatur von 16 –18 °C und dauert 5 – 10 Sekunden. Mit dem warmen Bad beginnen – zweimal wechseln (d. h. warm-kalt-warm-kalt); mit dem kurzen kalten Bad aufhören. Auf warme Füße achten! Danach die Schamgegend abtrocknen, sonst das Wasser nur abstreifen.

Anschließend für Nacherwärmung durch Bettruhe oder rasche Bewegung sorgen.

Wirkung:
Das Wechselsitzbad eignet sich besonders bei Darmträgheit und Verstopfung; auch bei Senkungsbeschwerden (unwillkürlicher Harnabgang) ist es als unterstützende Maßnahme zu empfehlen. Es ist außerdem bei Hämorrhoiden, gutartigen Prostataerkrankungen, Wechseljahrsbeschwerden und sexueller Dysfunktion angezeigt. Die Wirkung des Sitzbades konzentriert sich auf die Organe im Becken- und Bauchraum. Es hat eine entstauende und durchblutungsfördernde Wirkung.

Das warme Sitzbad

Es wird in einer Plastik-Sitzbadewanne genommen oder in der normalen Badewanne. In die Badewanne wird ein Hocker gestellt, so dass die Unterschenkel darauf bequem Platz finden. Die Wanne wird nur so weit gefüllt, dass sich der Leib bis zum unteren Rippenbogen und die Beine bis zur Oberschenkelmitte im Wasser befinden. Um ein Auskühlen zu verhindern, den Oberkörper bekleidet lassen oder in eine warme Decke hüllen.

Die Dauer des warmen Sitzbades beträgt 10 – 20 Minuten bei einer Temperatur von 36 ° – 38 °C. Nach dem Bad erfolgt eine kurze kalte Abgießung oder Abwaschung der eingetauchten Körperteile. Anschließend Bettruhe.

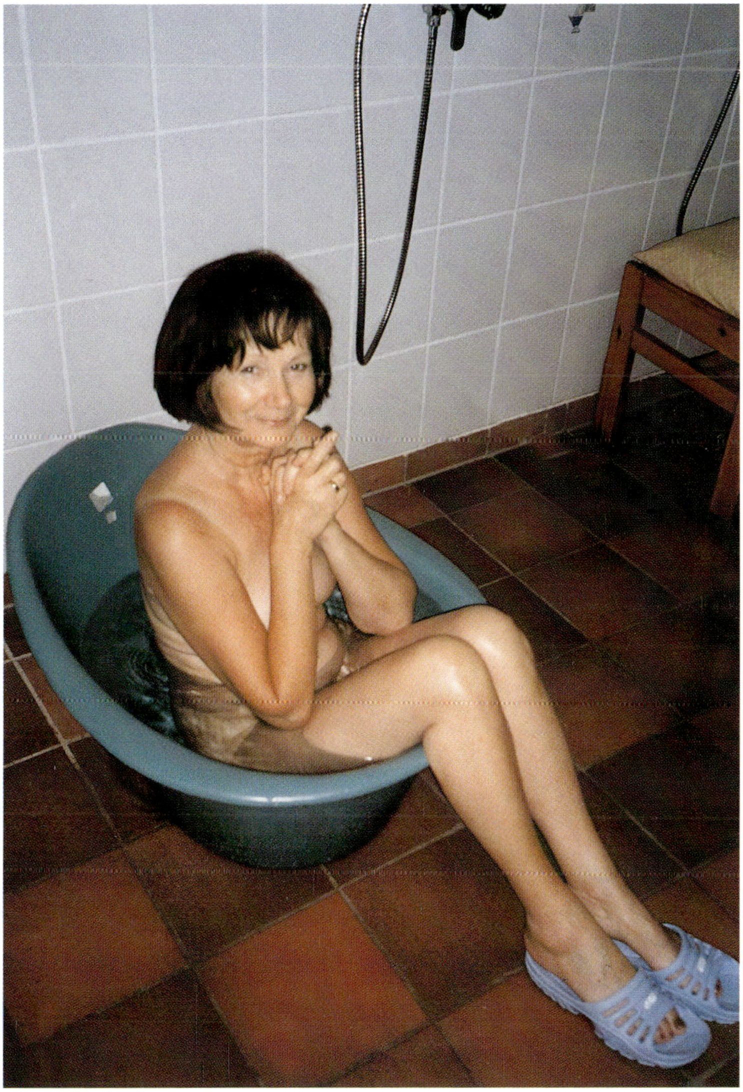

Das warme Sitzbad

Wirkung:
Das warme Sitzbad ist angezeigt bei Periodenbeschwerden, Hämorrhoiden, Analekzemen, Analfissur, Blasen- und Scheidenentzündungen und gutartiger Prostatavergrößerung. Es fördert die Durchblutung des Unterleibes. In der Schwangerschaft hat es eine angenehm entspannende Wirkung. Die Anwendung sollte nicht öfter als ein- bis zweimal in der Woche durchgeführt werden.

Das temperaturansteigende Sitzbad

Die Sitzbadewanne wird mit 35 °–37 °C warmem Wasser gefüllt. Wie beim warmen Sitzbad wird der Badende gut warm eingepackt. Innerhalb von 25 Minuten wird nun die Temperatur durch Zulaufenlassen von heißem Wasser allmählich auf 42 °C gesteigert. Das temperaturansteigende Sitzbad bedarf einer ärztlichen Verordnung.

Wirkung:
Das ansteigende Sitzbad regt die Zirkulation im Unterleib an und wirkt entkrampfend. Geeignet ist die Maßnahme bei Blasen- und Nierenentzündungen, krampfartigen Unterleibsbeschwerden, Menstruationsstörungen und Regelblutungsstörungen.

Gegenanzeigen:
Bei höhergradiger Herzinsuffizienz (Herzleistungsschwäche) ist die Anwendung nicht zu empfehlen.

Das kalte Halbbad

Das kurze kalte Halbbad wurde von Kneipp besonders geschätzt.

Das kurze kalte Halbbad wurde von Kneipp besonders geschätzt. Die Temperatur beträgt nur 12–18 °C. Anfänger können anfangs auch temperiertes Wasser verwenden. Das kalte Halbbad bedeckt den Unterkörper bis zur Nabelhöhe. Dabei sitzen Sie mit ausgestreckten Beinen in der Wanne. Der Oberkörper bleibt bekleidet. Am Anfang beträgt die Badedauer nur ca. 6–10 Sekunden, später bis zu 1 Minute.

Steigen Sie langsam mit dem rechten Fuß zuerst ins Wasser. Am besten nehmen Sie das kalte Halbbad morgens vom Bett aus, dann ist der Körper schön durchwärmt. Immer für genügend Vor- und Nacherwärmung sorgen. Das kalte Halbbad ist leicht durchzuführen und eignet sich als Abhärtungsmittel für Jung und Alt das ganze Jahr hindurch. Es wirkt stärkend, erfrischend und hebt die Stimmung. Der positive Einfluss auf die Psyche brachte dem Bad den Namen „Das fröhliche Kneipp-Bad“ ein. Kurgäste äußern öfters, dass das kalte Halbbad so fröhlich macht. Nach dem kurzen kalten Reiz gehen Sie sofort wieder ins Bett zurück oder sorgen durch körperliche Bewegung aktiv für Wiedererwärmung.

Wirkung:
Kneipp verordnete das kalte Halbbad 2–3-Mal wöchentlich. Es wirkt vegetativ ausgleichend und regelt die Durchblutung der Beine und Unterleibsorgane. Die schlaffördernde Wirkung hat sich bei Einschlafstörungen bewährt.

Gegenanzeigen:
Bei Blasenentzündung, Ischiasnervenreizung, Neigung zu Gefäßkrämpfen, während der Menstruation und bei Durchfall sollte das kalte Halbbad nicht genommen werden.

Das warme bzw. heiße Halbbad

Mit entsprechenden Kräuterzusätzen (Haferstroh, Heublumen) wird es besonders bei rheumatischen Beschwerden empfohlen. Die Badedauer beträgt 10–15 Minuten, die Temperatur beim warmen Halbbad 36–38 °C und beim heißen Halbbad 39–42 °C. Hinterher erfolgt eine kalte Abwaschung oder Abgießung und danach Bettruhe.

Die warmen Dreiviertel- und Vollbäder

Sie wirken vor allem beruhigend und schlaffördernd. Je nach Kräuterzusatz entfalten diese warmen Wannenbäder bei 36–38 °C eine gezielte Wirkung. Beliebt sind die Sedativbäder (Entspannungsbäder) mit Melissen-, Lavendel- oder Baldrianextrakt. Die heißen Bäder werden in der Kneippkur nicht allzu häufig angewendet (ein Mal wöchentlich). Nach der größeren Warmanwendung erfolgt immer ein kalter bzw. kühler Abguss. Dies gilt für das warme/heiße Sitzbad, Halbbad, Dreiviertelbad und Vollbad.

Während das Dreiviertelbad bis in die Brustregion reicht, geht das Wasser beim Vollbad bis zur Halsgegend. Nach allen warmen Bädern wird eine mindestens halbstündige Bettruhe empfohlen. Im Allgemeinen gilt: Je heißer das Bad, umso kürzer. Zu heiße Bäder werden abends nicht von allen Menschen vertragen, weil sie anregend wirken und zu Schlaflosigkeit führen können.

Gegenanzeigen:
Nicht geeignet sind die warmen bzw. heißen Dreiviertel- und Vollbäder bei Krampfadern und Herzmuskelschwäche. Nach den warmen Bädern immer langsam aus der Wanne steigen, ggf. mit Unterstützung einer Hilfsperson. Bei unerwünschten Reaktionen wie Herzklopfen, Schwindelgefühl oder Schwarzwerden vor den Augen den Wasserspiegel senken und eine kalte Herzkompresse auflegen.

E. Wickel

Wie jeder Wickel seinen eigenen Namen trägt, so hat er auch seine eigene Wirkung.

Sebastian Kneipp: „Wie jeder Wickel seinen eigenen Namen trägt, so hat er auch seine eigene Wirkung. Und wie die Wickel ganz verschieden voneinander sind, so sind auch die Wirkungen verschieden. Doch darin stimmen alle überein, dass sie auflösen, die kranken Stoffe selber aufnehmen, ausleiten und so die Natur verbessern."

Wickel werden im Bett verabreicht. Zu jedem Wickel gehören ein Innentuch aus grob porösem Leinen, ein Zwischentuch aus Baumwolle und ein Außentuch aus Wolle. Die zu behandelnden Körperteile werden mit allen drei Tüchern in vollem Umfang umwickelt. Alle Wickel müssen dicht an den Körper angelegt werden. Hierzu empfiehlt sich das Zug-Gegenzug-Prinzip. Man unterscheidet kalte, temperierte, warme und heiße Wickel. Je nach Liegedauer eines kalten Wickels können verschiedene Wirkungen erzielt werden:

a) wärmeentziehender Wickel, Dauer: 20–30 Minuten
b) wärmestauender Wickel, Dauer: 60–90 Minuten
c) schweißtreibender Wickel, Dauer: 90–120 Minuten

Auf einen kalten Körper darf kein kalter Wickel angelegt werden. Das gut ausgewrungene nasse Leinentuch (Innentuch) wird unmittelbar auf die Haut gelegt. Es sollten keine luftundurchlässigen Stoffe oder künstliche Fasern verwendet werden. Am besten bereiten Sie vor der Anwendung alles vor und wärmen sich im Bett auf, bevor der Wickel angelegt wird. Das Zimmer sollte gut temperiert sein, keine Zugluft. Vorher lüften. Das Außen- und Zwischentuch können Sie schon ausgebreitet ins Bett legen.

Nochmals sei betont, dass zu einem Kneipp'schen Wickel drei Tücher gehören:

1) ein grobes Leinentuch als Innentuch, das als nasses Tuch auf den Körper gelegt wird,
2) ein Baumwolltuch als Zwischentuch, welches das Innentuch bedeckt und das äußere Wolltuch jeweils oben und unten um etwa 2 cm überragt,
3) ein Wolltuch als Abschlusstuch.

Zug-Gegenzug-Verfahren: Um die Wickeltücher dicht an den Körper anlegen zu können, zieht die rechte Hand das unten liegende Wickeltuch straff an und steckt dabei mit der linken Handkante das um den Körperteil geschlagene Tuch von unten nach oben fortschreitend falzartig unter.

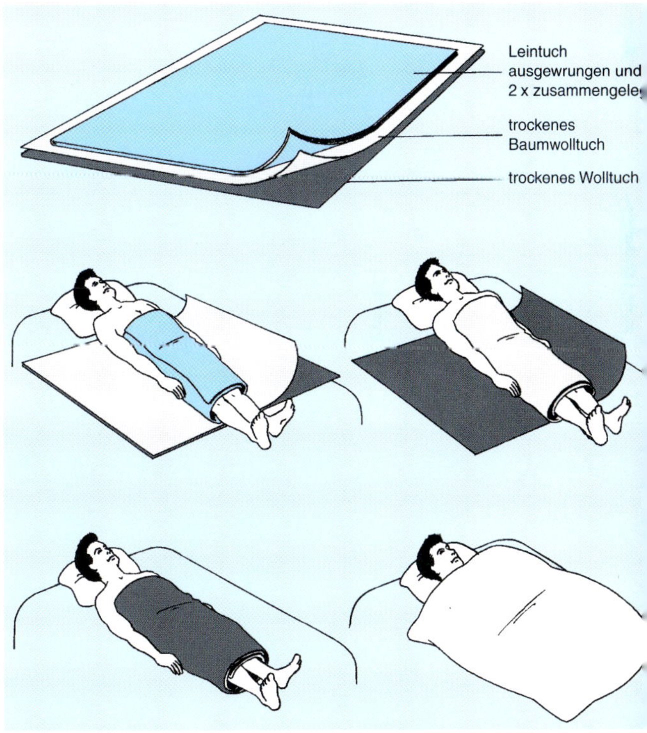

aus: Bruker/Gutjahr „Naturheilkunde" emu-Verlag

Das Anlegen der Wickel soll rasch, jedoch ohne Hast geschehen. Bei den heißen Wickeln hüte man sich vor Verbrennungen.

Ist der Patient eingewickelt, wird er mit einem Oberbett gut zugedeckt. Auch die Arme sollten unter die Bettdecke gesteckt werden. Die Füße müssen immer warm sein. Falls nötig, Wärmflasche an die Füße legen. Vor jedem Wickel sollten Blase und Darm nach Möglichkeit entleert werden. Keinen Wickel unmittelbar vor oder nach dem Essen anlegen.

Folgende Wickelformen sind gebräuchlich:
Wadenwickel, Brustwickel, Lendenwickel, Kurzwickel, Halswickel, Ganzwickel (Ganzpackung).
Spezielle Wickelformen sind der Hand-, Fuß-, Arm- und Beinwickel.
Zu Kneipps Zeiten waren außerdem der Unter- und Oberaufschläger, der Schal und das nasse Leinenhemd bekannt.

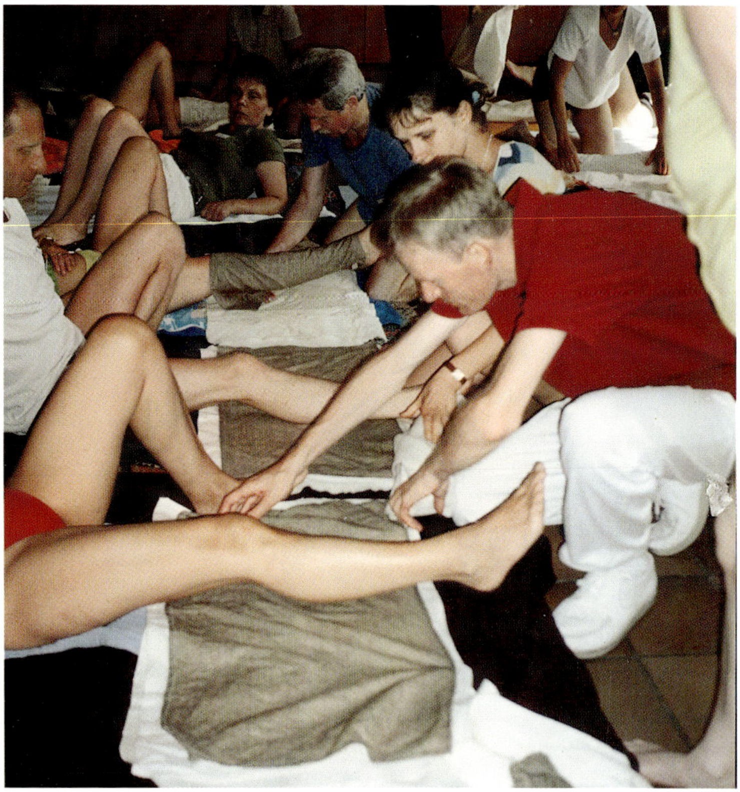

Das richtige Anlegen des Wadenwickels

Wadenwickel

Der Wadenwickel reicht von den Fußknöcheln bis zur Kniekehle. Es werden beide Unterschenkel getrennt eingepackt. Der kalte wärmeentziehende Wickel hilft gut bei lokalen Entzündungen und bei Fieber. Der Wadenwickel ist ein bewährtes, altes Hausmittel. Durch wiederholtes Anlegen mehrfach hintereinander wird dem Körper Wärme entzogen. Bleibt der Wickel länger liegen, so wirkt er beruhigend und schlaffördernd.

So wird es gemacht:
Sie können den Wadenwickel im Bett selbst anlegen; einfacher ist es natürlich, wenn eine Hilfsperson zur Seite steht. Tauchen Sie das Leinentuch (30×70 cm) in kaltes Wasser und schlagen es faltenfrei und straff um die Wade. Danach das Zwischentuch (34×70 cm) um den Unterschenkel wickeln und darüber das Wolltuch (32×70 cm) anlegen. Am anderen Bein verfahren Sie genauso.

Zug-Gegenzug-Prinzip beim Anlegen eines Wadenwickels

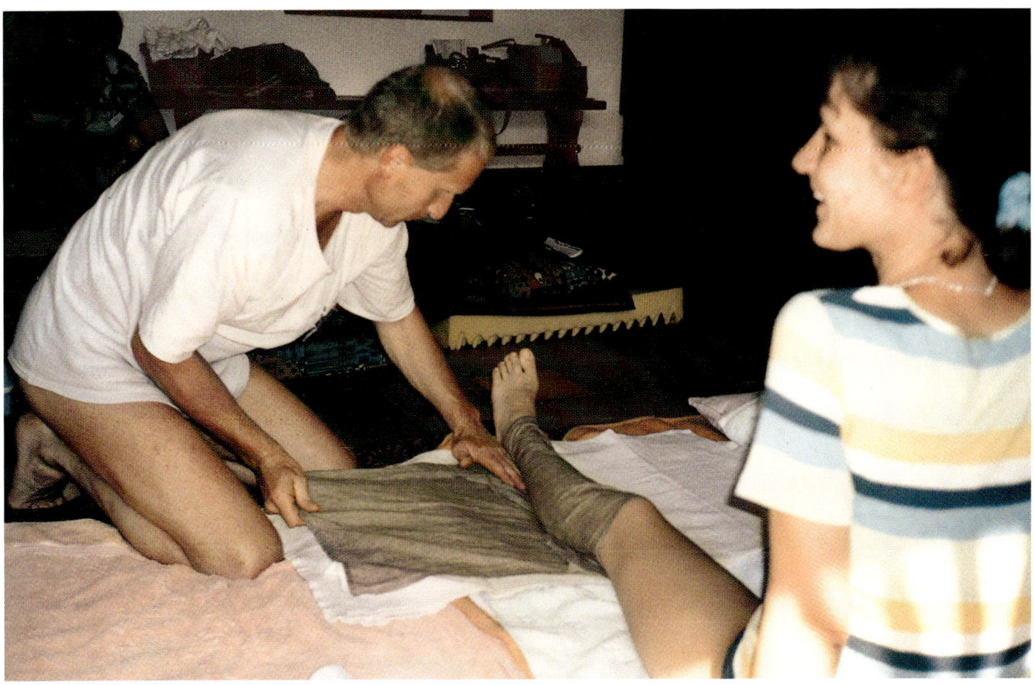

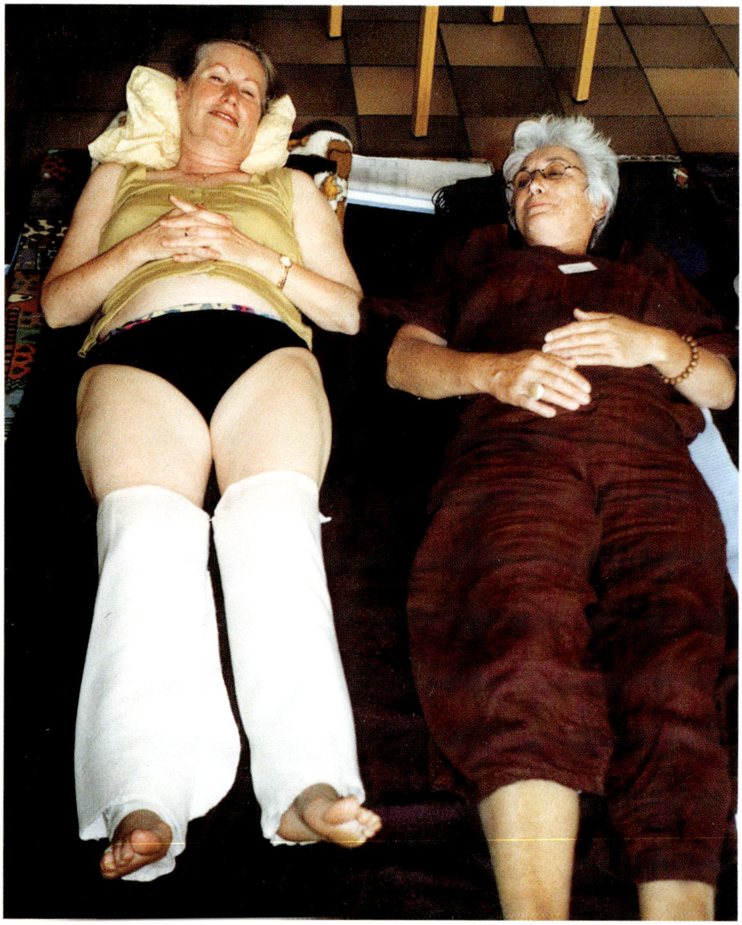

... die Ruhe genießen

Nun gut zudecken und ruhen. Der kurze wärmeentziehende Wadenwickel wird nicht in der ansteigenden Fieberphase angelegt, sondern in der Plateauphase des Fiebers. So wird eine schonende Fiebersenkung von 0,5 bis 1 °C erreicht.

Fieber ist eine sinnvolle Abwehrmaßnahme des Organismus und sollte möglichst nicht durch fieberunterdrückende Arzneimittel behandelt werden. Den Wickel abnehmen, wenn er nicht mehr als kalt empfunden wird. Im Notfall eignen sich auch nasse Handtücher. Zur Verstärkung der entzündungshemmenden Wirkung kann das feuchte Innentuch auch mit Quark oder Lehmbrei bestrichen werden.

Statt Wadenwickel können auch nasse Kneipp-Strümpfe angelegt werden. Dazu werden die Leinenstrümpfe (spezielle Kneipp-Strümpfe können fertig gekauft werden) in kaltes Wasser getaucht, gut ausgewrungen und angezogen. Nun Wollstrümpfe darüberziehen und sich gut zudecken. Eventuell eine Unterlage an das Fußende des Bettes legen. Die nassen Socken sind eine gute Einschlafhilfe. Sie können die ganze Nacht getragen werden. Ausziehen, sobald sie nicht mehr als angenehm empfunden werden.

Wirkung:
fiebersenkend, beruhigend, schlaffördernd, entzündungshemmend

Gegenanzeigen:
Der Wadenwickel darf nicht angewandt werden bei akuten Blasen- und Nierenerkrankungen, Reizung des Ischiasnervs, Frieren und Frösteln.

Brustwickel

Der Wickel reicht von der Achselhöhle bis zum unteren Rippenbogen. Die Arme werden nicht in den Wickel einbezogen. Das Einwickeln sollte bei mittlerer Atemstellung erfolgen, damit die Wickeltücher nicht zu locker, aber auch nicht als zu straff empfunden werden. Das Anlegen erfolgt nach den Regeln der Wickeltechnik. Die Liegedauer beträgt 1 – 1½ Stunden.

Man kann alle drei Tücher schon wickelfertig aufs Bett legen, der Patient legt sich darauf und wird zuerst mit dem nassen Leinentuch, das zuvor in kaltes Wasser getaucht und gut ausgewunden wurde, eingewickelt. Dann kommt das Baumwolltuch und zum Schluss das Wolltuch. Die Maße betragen 40 × 180 cm für das Innentuch, das Wolltuch ist an beiden Enden jeweils 2 cm breiter, d. h. 44 × 180 cm, und das Zwischentuch aus Baumwolle ist 48 cm breit und 180 cm lang.

Wirkung:
Der kalte Brustwickel *ist geeignet bei akutem Bronchialkatarrh; nach ärztlicher Verordnung auch bei Lungen- und Rippenfellentzündung.*

Der *heiße Brustwickel* wird bei chronischen Lungenerkrankungen empfohlen (Asthma, chronische Bronchitis). Auch bei hartnäckigem Husten ist er wohltuend und führt zur Entkrampfung. Wenn Sie das Leinentuch in einen heißen Thymianabsud tauchen, gut auswringen und anlegen, wird die entspannende Wirkung auf die Bronchien verstärkt.

Lendenwickel

Der Lendenwickel reicht vom unteren Rippenbogen bis zur Mitte des Oberschenkels. Achten Sie darauf, dass alle Tücher glatt und straff anliegen. Unter dem nassen Leinentuch dürfen keine größeren Lufträume oder Falten entstehen. Die Maße der Tücher entsprechen denen des Brustwickels.

Die Liegedauer beträgt 45 bis 75 Minuten, damit eine wärmestauende Wirkung erzielt wird. Wickel rasch abnehmen und nachruhen.

Wirkung:
Bei funktionellen Magen-Darmstörungen ist der kalte Lendenwickel sehr hilfreich. Auch bei chronischer Verstopfung, Magen- und Zwölffingerdarmgeschwüren ist er geeignet. Der Lendenwickel wirkt stark entkrampfend im Bauch- und Beckenraum.

Bei Entzündungen der Gallenblase und Gallenwege und der Bauchspeicheldrüse wirkt er entspannend und schmerzlindernd. In diesem Fall vorher ärztlichen Rat einholen!

Bei chronischen Nieren- und Blasenerkrankungen und zur Verbesserung der Leberfunktion wird der heiße Lendenwickel *verordnet.*

Gegenanzeigen:
Bei akuter Harnwegsinfektion und während der Menstruation sollte der kalte Lendenwickel *nicht angewendet werden*

Kurzwickel

Kneipp gab dem Wickel diesen Namen. Der Kurzwickel reicht von den Achselhöhlen bis zur Mitte der Oberschenkel. Die Arme bleiben frei. Die Anwendung zählt zu den großen Wickeln und stellt eine Kombination aus Lenden- und Brustwickel dar. Die Beine sollten beim Anlegen dicht nebeneinander liegen. Dieser Wickel muss besonders oben und unten gut dicht anliegen. Wie bei allen Wickeln überragt das Zwischentuch das äußere Wolltuch und wird nach außen über das Wolltuch umgeschlagen. Die Wickelmaße betragen für das Leinentuch 80×190 cm, Baumwolltuch 88×190 cm, Wolltuch 84×190 cm.

Der kalte Brust-, Lenden- oder Kurzwickel darf bei fachgerechtem Anlegen und richtiger Reaktion nach 10 Minuten nicht mehr als kalt empfunden werden. Als wärmestauender Wickel

Der Kurzwickel

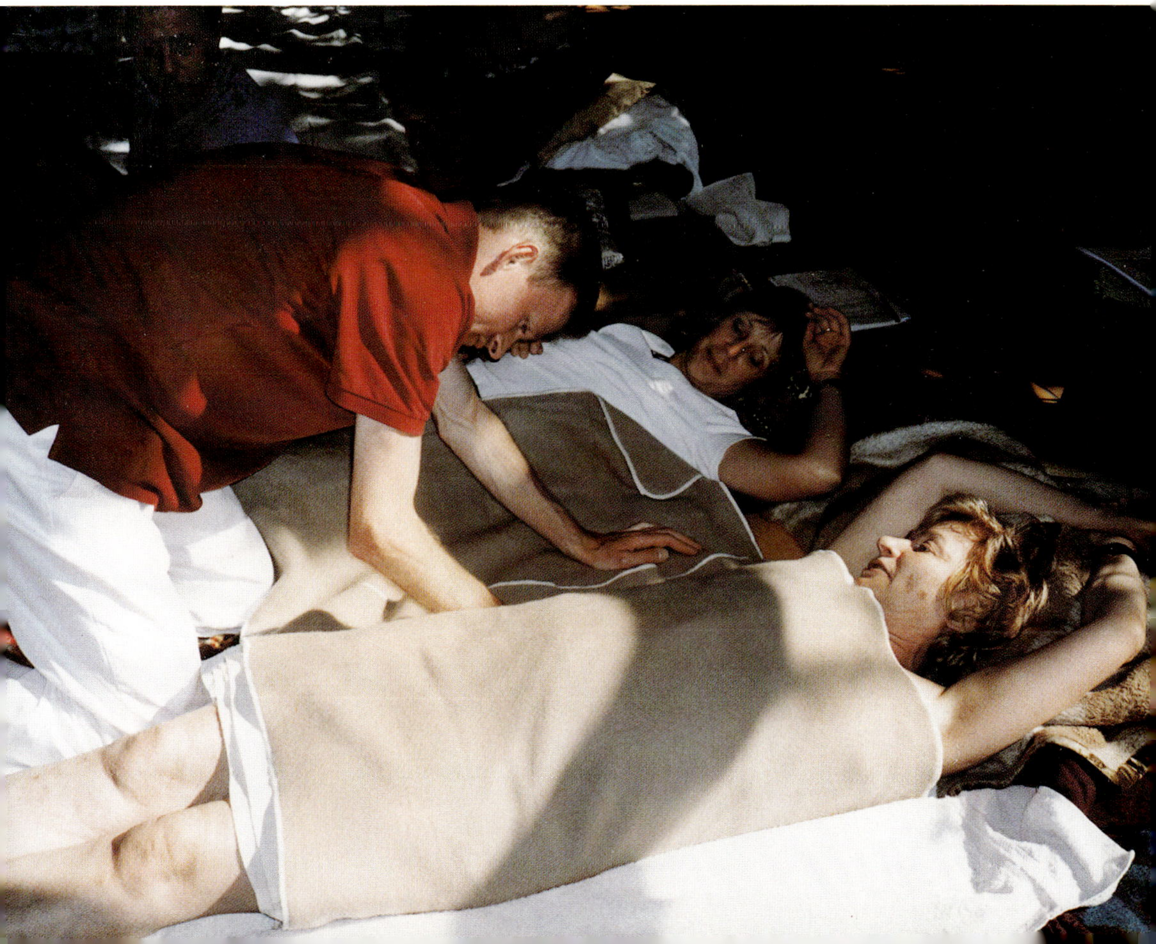

wird der Kurzwickel 90 Minuten angelegt. Um den Patienten zum Schwitzen zu bringen, bleibt der Wickel bis zu 2 Stunden liegen.

Würden gesunde Leute alle acht, auch nur vierzehn Tage einen Kurzwickel nehmen, so könnten sie einer großen Anzahl Krankheiten vorbeugen.

Dazu Sebastian Kneipp: „Der Kurzwickel wirkt auf den ganzen Körper, steigert die Naturwärme und zieht andererseits zu große Hitze aus, je nachdem seine Anwendung länger oder kürzere Zeit dauert. Würden gesunde Leute alle acht, auch nur vierzehn Tage einen Kurzwickel nehmen, so könnten sie einer großen Anzahl Krankheiten vorbeugen."

Wirkung:
Der Kurzwickel ist zu empfehlen bei Bluthochdruck, Fettsucht, Gicht und Diabetes. Er wirkt stoffwechselanregend und blutdruckstabilisierend. Er beugt grippalen Infekten vor.

Ganzwickel

Hierbei wird der gesamte Körper mit Ausnahme des Kopfes eingewickelt, das heißt die Arme werden mit eingepackt. Er reicht also vom Hals bis zu den Zehen. Der Wickel wird im Bett vorbereitet. Die Tücher werden schon wickelfertig hingelegt. Der Patient bleibt am besten angekleidet, bis alle Vorbereitungen getroffen sind. Die Maße des Ganzwickels betragen 190×230 cm. Man muss besonders am Hals für einen guten Abschluss sorgen. Durch eine nach außen umgeschlagene Falte und ein zusätzliches Handtuch schafft man eine bessere Abdichtung. Über die Brust kommt ein eigenes feuchtes Handtuch. Mit dem Wickel beginnt man am Hals. Der ganze Körper wird von den Schultern bis zu den Füßen gut eingepackt. Zwischentuch und Wolldecke werden entsprechend gewickelt. Es ist darauf zu achten, dass die Füße während der Anwendung gut warm sind.

Wirkung:
Der Ganzwickel wird traditionell bei Stoffwechselstörungen, Fettsucht und Funktionsstörungen der innersekretorischen Drüsen empfohlen.

Halswickel

Der kalte Halswickel sollte, wenn überhaupt, nur kurz angelegt werden, um Wärme zu entziehen. Wird er alle 20 Minuten erneuert, so ist er als Zitronen- oder Quarkhalswickel für manche Patienten wohltuend. Kneipps Gedanke vom Ableiten und Wegziehen vom Entzündungsgeschehen bringt uns jedoch eher auf die Idee, gegenpolig zu arbeiten, zum Beispiel bei Angina (Halsentzündung) ein ansteigendes Unterschenkelbad zu verordnen. Die Angriffsfläche am Hals ist eigentlich zu klein. Um die Grundprinzipien eines Wickels am Hals anzuwenden, müsste der Mensch einen Giraffenhals haben (Max Otto Bruker). Zwecks Vollständigkeit soll der Halswickel an dieser Stelle trotzdem erwähnt werden. Auch der Halswickel besteht insgesamt aus drei Wickeltüchern (Leinentuch 10×70 cm), Baumwolltuch (14×70 cm), Wolltuch (12×70 cm).

F. Auflagen und Packungen

Der Heublumensack

Der Heublumensack sollte in keiner Hausapotheke fehlen. Sie können ihn einfach zu Hause selbst herstellen. Heublumen erhalten Sie in der Apotheke. Die Füllung sollte so bemessen sein, dass der Beutel nicht stramm vollgepresst wird, sondern die Heublumen noch locker bewegt werden können. Ein grob poröser Leinensack (ca. 30× 40 cm) wird zu 2/3 mit den getrockneten Heublumen gefüllt und zugenäht. Nicht mit Metallklammern, Druckknöpfen oder Reißverschluss zumachen (wegen Verbrennungsgefahr).

Der Heublumensack sollte in keiner Hausapotheke fehlen.

So wird's gemacht: Zum Dämpfen füllt man einen großen Kochtopf zu einem Drittel mit Wasser und hängt ein Sieb hinein. Der Heublumensack wird in das Sieb gelegt und in strömendem Dampf ca. 20 Minuten stark erhitzt. Den Sack mit einem Handtuch abdecken, Deckel auflegen und das Wasser zum Kochen bringen, so dass der aufsteigende Wasserdampf den Heublumensack durchdringen kann. Wenn der Heublumensack feucht-heiß ist, legt man ihn möglichst heiß auf die entsprechende Körperstelle und deckt diese sofort gut ab. Vor dem Auflegen bitte mit dem Handrücken Temperatur prüfen (Verbrennungsgefahr!). Den Heublumensack erst wegnehmen, wenn er nicht mehr als warm empfunden wird. Nach der Anwendung ½ bis 1 Stunde Bettruhe einhalten.

Wirkung:
Die heiße Kompresse wirkt sowohl örtlich entspannend und schmerzlindernd als auch reflektorisch auf die inneren Organe. Der Heublumensack wird als das „Morphium der Naturheilkunde" bezeichnet.
Zu empfehlen ist der Heublumensack bei Verspannung der Schulter- Nackenmuskulatur, Hexenschuss, Arthritis, Arthrose, rheumatischen Erkrankungen, Blasenentzündung, Kreuzschmerzen, Bronchitis, Periodenstörungen, Bauchbeschwerden, allgemeinem Unwohlsein.

Gut eingepackt bei der Heublumensackanwendung im Nacken.

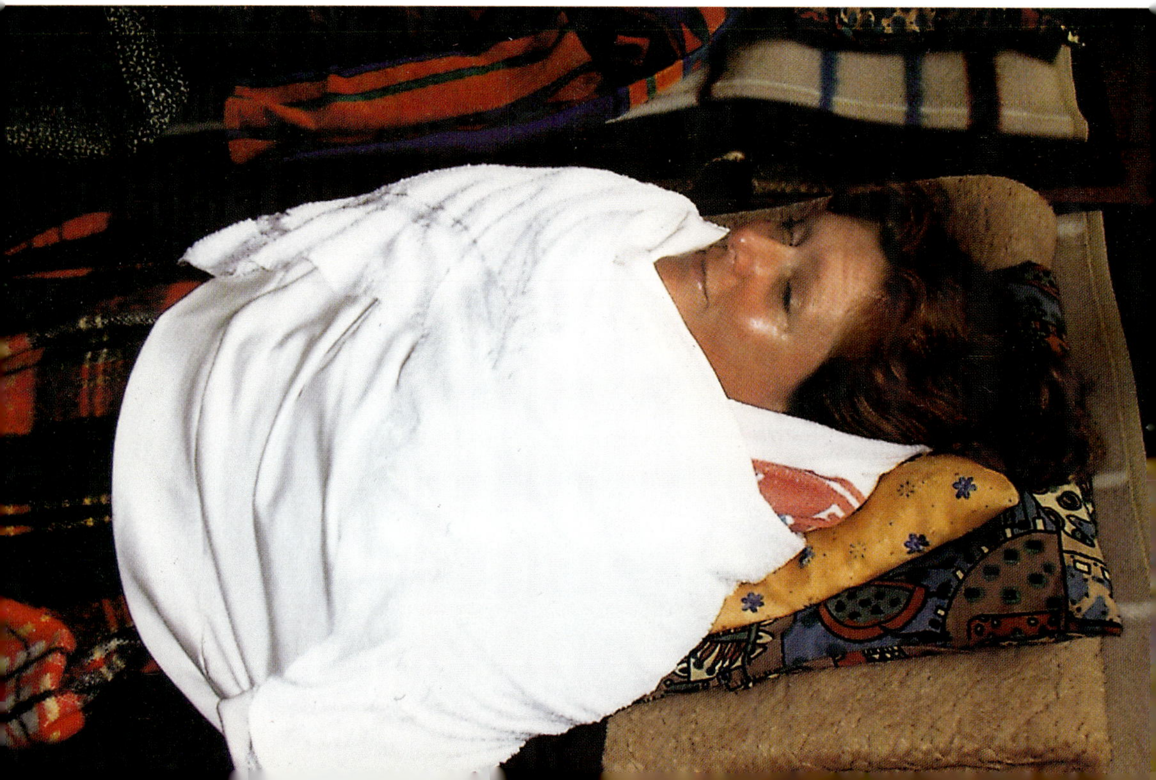

Senfwickel

Dazu wird frisch gemahlenes Senfmehl (gelbe Senfkörner sind in der Apotheke oder im Reformhaus erhältlich) mit warmem Wasser zu einem Brei verrührt. Wie bei den anderen Wickeln benötigen Sie drei Wickeltücher. Das Wolltuch und Baumwolltuch wird wie beim Brustwickel ins Bett gelegt. Das Leinentuch wird in heißes Wasser getaucht und anschließend gut ausgewrungen. Nun den warmen Senfbrei mit Gummihandschuhen oder einem Holzspatel ca. 0,5 cm dick auf das feuchte Innentuch streichen und auf die beiden schon vorbereiteten Tücher ins Bett legen. Jetzt legt sich der Kranke auf den Senfwickel und eine Hilfsperson legt die Tücher entsprechend der Wickeltechnik um den Brustkorb. Dann mit der Bettdecke gut zudecken.

Die Dauer des Wickels ist vom Befinden des Patienten und seiner Reaktion abhängig. Um Brandblassen zu vermeiden, sollte die Haut alle paar Minuten kontrolliert werden, ob sich bereits die gewünschte Rötung zeigt. Die in den Senfkörnern enthaltenen ätherischen Öle sind stark durchblutungsfördernd und hautreizend. Nach Eintritt der gewünschten Reaktion wird die Packung sofort entfernt. Ein erneuter Senfwickel wird erst wieder angelegt, wenn die Hautreaktion abgeklungen ist.

Wirkung:
Der Senfwickel wirkt ableitend und hilft bei hartnäckigem Husten und Bronchitis. Nach Rücksprache mit dem behandelnden Arzt kann er auch bei Lungen- oder Rippenfellentzündung eingesetzt werden.

Lehmpackung oder Lehmpflaster

Dazu wird Kurlehm oder Luvos-Heilerde mit kaltem Wasser zu einem dicken Brei angerührt. Der Lehmbrei kann direkt auf die zu behandelnden Körperstellen aufgestrichen werden. Der Brei sollte ca. ½ cm dick aufliegen. Das Lehmpflaster kann mehrfach wiederholt werden. Sobald der Lehm antrocknet, kann er mit warmem Wasser abgenommen werden.

Sebastian Kneipp: „Ich fand, dass mancher Körperschaden und viele Übel durch kein anderes Mittel so schnell und mit solcher Leichtigkeit geheilt werden können als gerade mit Lehm."

Ich fand, dass mancher Körperschaden und viele Übel durch kein anderes Mittel so schnell und mit solcher Leichtigkeit geheilt werden können als gerade mit Lehm.

Wirkung:
Die Anwendung wirkt wärmeentziehend und entzündungshemmend. Bei Blutergüssen, Prellungen, Insektenstichen und Venenentzündungen ist die Lehmpackung sehr angenehm. Der Lehm entfaltet bei der Trocknung eine aufsaugende Wirkung und leitet aus. Er hat ein hohes Absorptionsvermögen und wirkt desinfizierend und heilungsfördernd. Auch bei Akne, Ekzemen und Schuppenflechte ist die Lehmauflage zu empfehlen.

Offene Unterschenkelgeschwüre heilen schneller, wenn sie mit Lehmbrei behandelt werden.

Man streicht dazu den Lehmbrei auf einen Leinenlappen und legt diesen mit der beschichteten Seite auf die zu behandelnde Körperstelle. Über das eigentliche Lehmpflaster wird das Zwischen- und Wolltuch gelegt.

Leibauflage

Ein vier- bis achtfach gefaltetes Leinentuch wird in kaltes oder heißes Wasser getaucht, gut ausgewrungen und dann auf den Bauch gelegt. Darüber wird ein trockenes Baumwolltuch als Zwischentuch und eine Wolldecke um den Leib gewickelt.

Die heiße Leibauflage wird abgenommen, sobald sie nicht mehr als angenehm warm empfunden wird. Die kalte Auflage wird entfernt, wenn sie gut warm geworden ist.

Wirkung:
Die kalte Auflage hat vor allem bei lokalen Entzündungen eine wärmeentziehende Wirkung. Die heiße Leibauflage wird so heiß wie möglich aufgelegt. Sie ist bei Krämpfen und Koliken angezeigt. Sie wirkt beruhigend und schmerzlindernd.

Herzkompresse

Zum Anlegen einer Herzkompresse benötigen Sie ein Leinentuch, das sie 4- bis 6-fach falten, ein Baumwolltuch und ein Wolltuch. Gefaltet sollte das Leinentuch eine Größe von ca. 20 × 20 cm haben. Das Leinentuch in kaltes Wasser tauchen, auswringen und auf die Herzgegend auflegen. Darüber legen Sie das Baumwolltuch und das Wolltuch. Die Kompresse bleibt ca. 10 – 15 Minuten liegen.

Wirkung:
Die kalte Herzkompresse hat sich bewährt bei funktionellen Herzrhythmusstörungen (Herzklopfen, Herzjagen). Die Herzkompresse wirkt beruhigend und senkt die Herzfrequenz.

Gegenanzeigen:
Bei koronarer Herzerkrankung und Angina pectoris (Durchblutungsstörungen des Herzens) ist die Anwendung nicht geeignet.

Das nasse Hemd

Die Anwendung ist sehr einfach und lässt sich ohne viel Aufwand durchführen. Ein Leinenhemd (Größe eines Herrenhemdes mit langem Arm) wird in kaltes Wasser getaucht, gut ausgewrungen und wie ein gewöhnliches Hemd schnell angezogen. Danach legt man sich sogleich auf eine ausgebreitete Wolldecke ins Bett und hüllt sich gut ein. In dem nassen Hemd bleibt man 1 – 1 ½ Stunden liegen. Um die Ausleitung zu verstärken, kann dem Wasser Salz oder Essig zugesetzt werden.

Wirkung:
Sebastian Kneipp schätzte das nasse Hemd bei Gemütsleiden und Hautkrankheiten. Speziell bei Kinderkrankheiten, die mit einem typischen Exanthem (Hautausschlag) einhergehen, wurde das nasse Hemd empfohlen, um den Ausschlag hervorzulocken und die Krankheit in das Stadium der Heilung zu überführen.

Sebastian Kneipp schätzte das nasse Hemd bei Gemütsleiden und Hautkrankheiten.

Schlusswort

Die Kneipp-Therapie ist eine aktive Therapie. Wer es versteht, die Heilkraft des Wassers zu nutzen, der kann sich glücklich schätzen. Aus Umfragen geht hervor, dass sich die Mehrzahl der Patienten von ihrem behandelnden Arzt naturheilkundliches Wissen wünscht.

Die gegenwärtige Apparate- und Rezeptemedizin kann nicht die letzte Antwort auf die Krise in der Medizin sein. Der mündige Patient gibt sich mit einer 5-Minuten-Sprechstunde nicht zufrieden. Mir gefallen kritische, unbequeme Patienten, die nicht alle Ratschläge des Arztes kommentarlos befolgen und die Untersuchungen stillschweigend über sich ergehen lassen. Der Patient ist gleichberechtigter Partner im Bündnis mit dem Arzt. Er ist nicht der Sklave oder Untertan des Arztes und darf nicht bloß einer Sprache im Kommandostil gehorchen. Der Grund aggressiven Handelns vieler Ärzte ist Angst. Angst ist aber ein schlechter Ratgeber. Fehler schleichen sich ein. Jenseits der Angst findet der mündige Patient Zuversicht, Hoffnung und Gesundheit. Er ergibt sich nicht unterwürfig einer Autorität, sondern bleibt souverän in seinem Denken und Handeln.

Kneipps Lebenswerk und seine reichen Erfahrungen sind uns Richtschnur und Rettungsanker. Die täglichen Wasseranwendungen lassen uns spüren, dass wir lebendig sind. Sie wecken unsere Lebenskraft. Gestärkt gehen wir an unsere Aufgaben und dankbar beenden wir das Tageswerk.

Zum Schluss seiner Vorträge pflegte Kneipp zu sagen: „So, jetzt habe ich es Euch gesagt. Wenn Ihr es tut, so ist es recht, wenn nicht, so habe ich es wenigstens gesagt. Macht nun wie Ihr wollt, der Schaden oder der Nutzen ist Euer.“

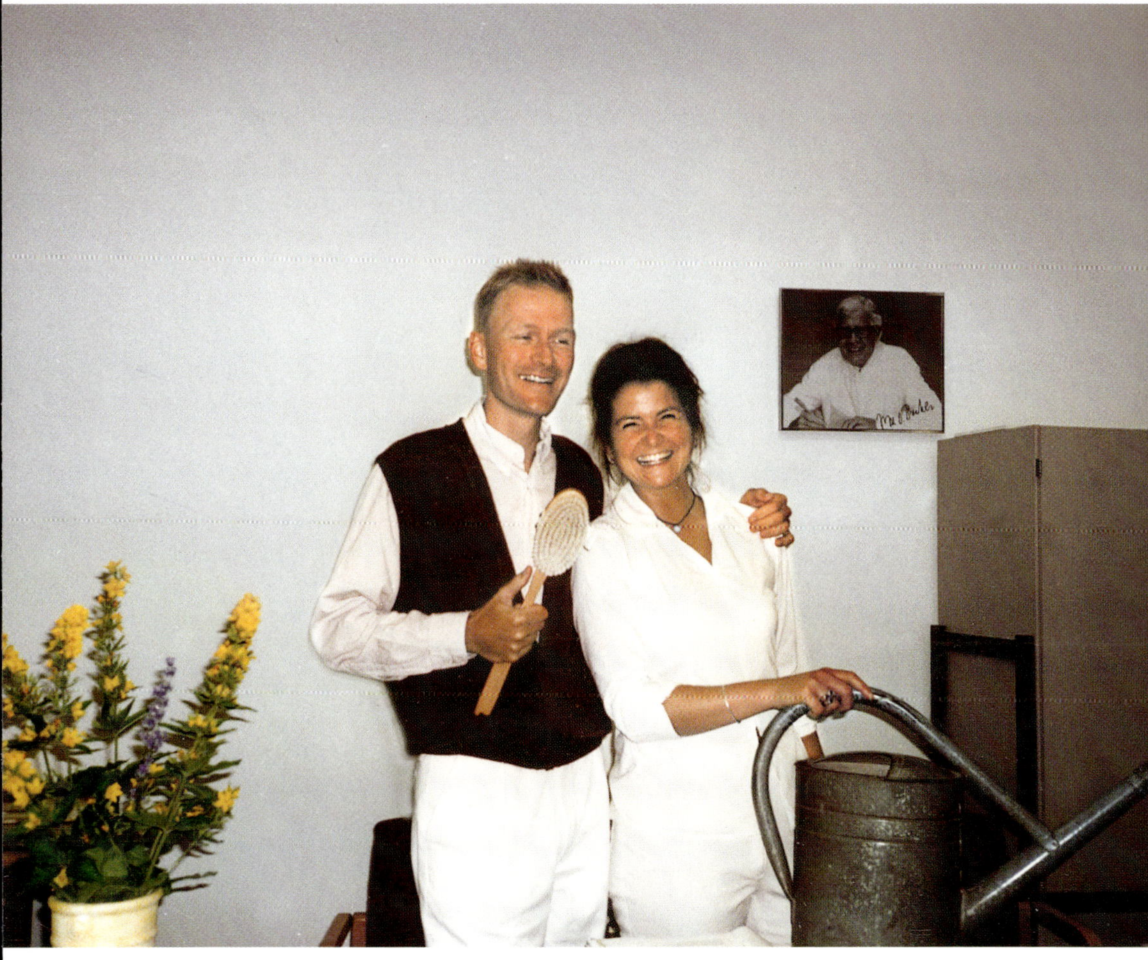

Dr. med. Jürgen Birmanns und Sandra Muß (Gesundheits- und Kneippberaterin GGB) mit Bürste und Kanne „bewaffnet". Sie führen im „Dr.-Max-Otto-Bruker-Haus" in Lahnstein seit Jahren bewährte Kneipp-Seminare durch.

Meine Kneipp-Kur zu Hause

Beispiel für einen Wochenplan:

Montag

Frühanwedung:	Trockenbürstung
vormittags:	Wechselarmbad
nachmittags:	Wechselkniegus
abends:	Wassertreten

Dienstag:

Frühanwedung:	Ganzwaschung
vormittags:	Wechselunterschenkelbad
nachmittags:	Lendenwickel
abends:	Wassertreten

Mittwoch:

Frühanwedung:	Oberkörperwaschung
vormittags:	30-Sekunden-Armbad
nachmittags:	Gesichtsguss
abends:	Dreiviertelbad (Melisse)

Donnerstag:

Frühanwedung:	Tautreten
vormittags:	Wechselarmguss
nachmittags:	ansteigendes Sitzbad
abends:	Kneipp'sche Strümpfe

Freitag:

Frühanwedung:	Barfußgehen
vormittags:	heißer Lumbalguss
nachmittags:	Wechselunterschenkelbad
abends:	Wassertreten

Samstag:

Frühanwedung:	Ganzwaschung
vormittags:	kalter Schenkelguss
nachmittags:	Wechselarmbad
abends:	kalte Leibwaschung

Sonntag:

Frühanwedung:	6-Sekunden-Sitzbad
vormittags:	kalter Armguss
nachmittags:	Wechselschenkelguss
abends:	Kneipp'scher Kurzwickel

Meine Kneipp-Kur zu Hause

Beispiel für einen Wochenplan:

Montag
Frühanwedung: ....
vormittags: ....
nachmittags: ....
abends: ....

Dienstag:
Frühanwedung: ....
vormittags: ....
nachmittags: ....
abends: ....

Mittwoch:
Frühanwedung: ....
vormittags: ....
nachmittags: ....
abends: ....

Donnerstag:
Frühanwedung: ....
vormittags: ....
nachmittags: ....
abends: ....

Freitag:
Frühanwedung: ....
vormittags: ....
nachmittags: ....
abends: ....

Samstag:
Frühanwedung: ....
vormittags: ....
nachmittags: ....
abends: ....

Sonntag:
Frühanwedung: ....
vormittags: ....
nachmittags: ....
abends: ....

Meine Kneipp-Kur zu Hause

Beispiel für einen Wochenplan:

Montag
Frühanwedung: ....
vormittags: ....
nachmittags: ....
abends: ....

Dienstag:
Frühanwedung: ....
vormittags: ....
nachmittags: ....
abends: ....

Mittwoch:
Frühanwedung: ....
vormittags: ....
nachmittags: ....
abends: ....

Donnerstag:
Frühanwedung: ....
vormittags: ....
nachmittags: ....
abends: ....

Freitag:
Frühanwedung: ....
vormittags: ....
nachmittags: ....
abends: ....

Samstag:
Frühanwedung: ....
vormittags: ....
nachmittags: ....
abends: ....

Sonntag:
Frühanwedung: ....
vormittags: ....
nachmittags: ....
abends: ....

Meine Kneipp-Kur zu Hause

Beispiel für einen Wochenplan:

Montag
Frühanwedung: ....
vormittags: ....
nachmittags: ....
abends: ....

Dienstag:
Frühanwedung: ....
vormittags: ....
nachmittags: ....
abends: ....

Mittwoch:
Frühanwedung: ....
vormittags: ....
nachmittags: ....
abends: ....

Donnerstag:
Frühanwedung: ....
vormittags: ....
nachmittags: ....
abends: ....

Freitag:
Frühanwedung: ....
vormittags: ....
nachmittags: ....
abends: ....

Samstag:
Frühanwedung: ....
vormittags: ....
nachmittags: ....
abends: ....

Sonntag:
Frühanwedung: ....
vormittags: ....
nachmittags: ....
abends: ....

Für die Kneipp-Kur zu Hause:

- Unterschenkelbadewannen
- Armbadewannen
- Gießrohr
- Heublumensack (im Bruker-Haus gepackt)
- Leinenwaschhandschuh

Erhältlich bei:
emu-Verlags- und Vertriebs-GmbH
Dr.-Max-Otto-Bruker-Str. 3
56112 Lahnstein/Rhein
www.emu-verlag.de
Telefon: 0 26 21/91 70 10
Fax: 0 26 21/91 70 33

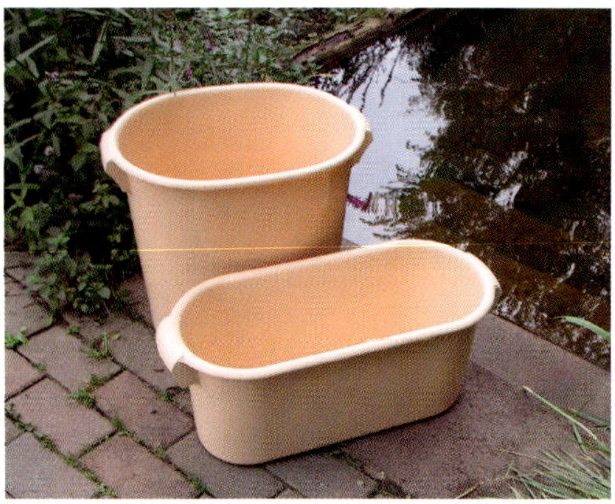

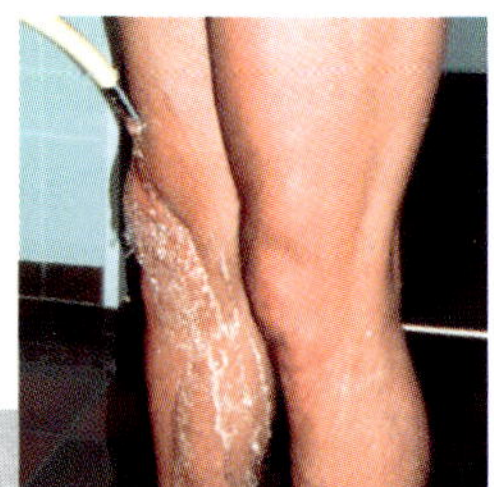

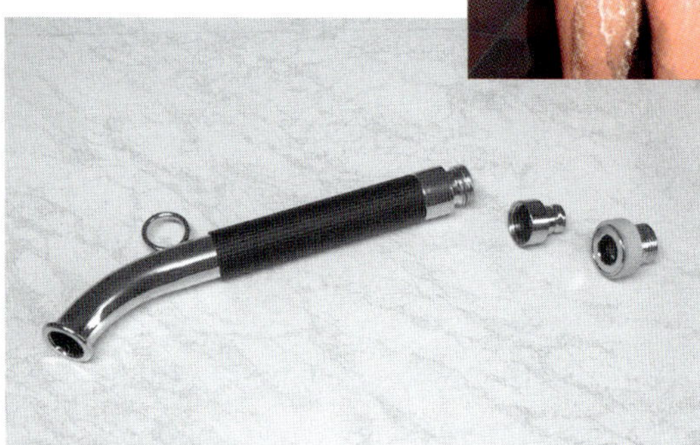

Literaturverzeichnis

Bachmann, Robert/Schleinkofer, German: Natürlich gesund mit Kneipp, Trias Verlag, 1992

Birmanns, Jürgen, Dr. med.: Die Geschichte des Kneipp-Heilbades Bad Münstereifel (Dissertation, RWTH Aachen), 1. Aufl. 2000, emu-Verlag

Brauchle, Alfred, Dr. med.: Naturheilkunde in Lebensbildern, Verlag Philipp Reclam Leipzig 1937

Bruker, Max Otto/Gutjahr, Ilse: Naturheilkunde zu Hause, 3. Aufl., emu Verlag

Brüggemann, Wolfgang, Dr. med.: Kneipp-Therapie, 2. Aufl., Springer-Verlag, Berlin, Heidelberg, 1986

Bühring, Malte, Prof. Dr. med.: Naturheilkunde, Verlag Urachhaus, Stuttgart 1991

Deine tägliche kneippsche Gesundheitspflege, 12. Aufl. Kneipp Verlag

Fehrenbach, Mathäus: Kneipp von A–Z, 3. Aufl. 1997, Ehrenwirth Verlag

Frey, Christian: Kneippkur richtig durchgeführt, 5. Aufl. 1954, Ehrenwirth Verlag

Hentschel, H.-D., Prof. Dr. med.: Naturheilverfahren in der ärztlichen Praxis, 2. Aufl., Deutscher Ärzte-Verlag, Köln 1996

Kaiser, Josef: Das Neue Große Kneipp-Buch, Ehrenwirth Verlag, München, 1964

Kleinschrod, Franz, Dr. med.: Das Kneippsche Heilverfahren, Verlagsanstalt Wörishofen 1910; aus Archiv Abteilung für Geschichte der Medizin der Rhein. Westf. Techn. Hochschule Aachen

Klinke/Silbernagel: Lehrbuch der Physiologie, 3. Aufl., Thieme Verlag, Stuttgart, 2001

Kneipp, Sebastian: Meine Wasser-Kur, 5. Aufl., Verlag Kösel, Kempten, 1888

Kneipp, Sebastian: Rathgeber für Gesunde und Kranke, Donauwörth, Verlag der Buchhandlung L. Auer, 1891

Kneipp, Sebastian: So sollt ihr leben, Verlag Kösel, Kempten, 1897

Kneipp, Sebastian: Aus meinem Leben, Stamm-Kneippverein e.V. Bad Wörishofen, 1891 und 1921

Kneipp, Sebastian: Mein Testament für Gesunde und Kranke, Ehrenwirth Verlag, München 1997

Mariafai, J. M./Kostenbader, W.: Sebastian Kneipp, Kneipp-Verlag GmbH, Bad Wörishofen 1993

Melchart, Dieter, Dr. med./Wagner, Hildebert, Prof. Dr. rer. nat.: Naturheilverfahren, Schattauer, Stuttgart 1993

Ortner, Eugen: Sebastian Kneipp – Ein Mann kuriert Europa, Der Lebensroman Seb. Kneipps, Ehrenwirth Verlag München, 5. Aufl.

Rothschuh, Karl E., Prof. Dr. med.: Naturheilbewegung, Reformbewegung Alternativbewegung, Hippokrates-Verlag, Stuttgart 1983

Schalle, Albert (Kurarzt in Bad Wörishofen): Die Kneippkur – Die Kur der Erfolge, 7. Aufl., Verlag: Knorr & Hirth München 1941

Schimmel, Klaus-Christof, Dr. med.: Lehrbuch der Naturheilverfahren, Band I, Hippokrates Verlag, Stuttgart 1990

Schimmel, Klaus-Christof, Dr. med.: Lehrbuch der Naturheilverfahren, Band II, Hippokrates Verlag, Stuttgart 1990

Schomburg, Eberhard: Sebastian Kneipp – Die Lebensgeschichte eines außergewöhnlichen Mannes, 2. Aufl. 1969; Verlag: Sanitas Verlag, Bad Wörishofen

Schmidt/Thews (Hg.): Physiologie des Menschen, 3. Aufl., Springer-Verlag

Bildnachweis:

EMU-Verlag: 6, 16, 28, 30, 31, 50, 56, 58, 61, 67, 75, 78, 81, 82, 83, 84, 90, 92, 95, 99, 100, 101, 102, 105, 108, 115, 120

Hemera Photo Objects: 21, 32, 34, 39, 53, 54

Kneipp-Kurort Kötzting: 9

Herbert Mayer: 10, 13, 18, 23, 26, 40, 44, 49, 66, 89, 96

Thomas Pieruschel: 8

Reinhard Springer: 14, 68, 71

Umschlag: Kösel, unter Verwendung zweier Bilder von PhotoDisc und Hemera Photo Objects

Sachregister

Ein Verlag, ein Haus, eine Philosophie.

Millionen Bundesbürger kannten den kämpferischen Ganzheitsarzt Dr. Max Otto Bruker (1909–2001) aus dem Fernsehen, aus Vorträgen, durch den „Mundfunk" überzeugter Patienten. Vor allem lesen sie aber die rund 30 Bücher des schwäbischen Humanisten und Seelenarztes. Mit einer Gesamtauflage von über drei Millionen Exemplaren ist Max Otto Bruker der wohl bedeutendste medizinische Erfolgsautor im deutschsprachigen Raum. Der – in der Nachfolge des Schweizer Reformarztes Bircher-Benner scherzhaft „Deutschlands Vollwertpapst" genannte – Massenaufklärer, langjährige Klinikchef und Ernährungsspezialist lehrt zwei fundamentale Erkenntnisse Patienten wie Gesunden: Der Mensch wird krank, weil er sich falsch ernährt. Der Mensch wird krank, weil er falsch lebt.

Hinter den Erfolgstiteln des emu-Verlages steht ein bedeutender Forscher und Arzt, eine Bewegung, ein Haus und tausende Schülerinnen und Schüler. 1994 wurde das „Dr.-Max-Otto-Bruker-Haus", das Zentrum für Gesundheit und ganzheitliche Lebensweise, auf der Lahnhöhe in Lahnstein bei Koblenz bezogen. Es stellt die äußere Krönung des Brukerschen Lebenswerkes dar: Der lichte Bau mit seinem Grasdach, den Sonnenkollektoren und den Wasserrecyclinganlagen, seinen Seminarräumen, dem Foyer mit der Glaskuppel und dem liebevollen Biogarten ist als Treffpunkt für all jene konzipiert, denen körperliche und seelische Gesundheit, ökologische und spirituelle Harmonie Herzensbedürfnis und Sehnsucht sind.

Hinter dem eleganten Halbmondkorpus mit dem markanten Grasdach verbirgt sich eine Begegnungsstätte für Gesundheitsbewusste, Seminarteilnehmer, Trost-, Ruhe- und Anregungsbedürftige.

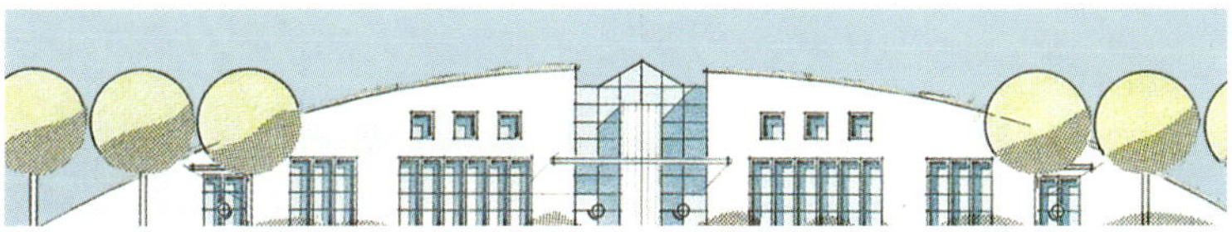

Das Dr.-Max-Otto-Bruker-Haus

Feste Termine:

Jeden Montag, 18.30 Uhr: Vortrag Ilse Gutjahr-Jung (Theorie und Praxis der vitalstoffreichen Vollwertkost)
Jeden Dienstag, 18.30 Uhr: Vortrag Dr. phil. Mathias Jung (Lebenshilfe und Philosophie)
Jeden Mittwoch, 10.30 Uhr: Fragestunde mit Dr. Birmanns (Ärztlicher Rat aus ganzheitlicher Sicht)

Ausbildung Gesundheitsberater/in GGB
Lebensberatung/Frauen-, Männer- und Paargruppen

Die vitalstoffreiche Vollwertkost hat ihre Verbreitung, auch im klinischen Bereich, durch die unermüdliche Information und praktische Durchführung von Dr. M.O. Bruker gefunden. Um die Erkenntnisse gesunder Lebensführung und die durch falsche Ernährung provozierte Krankheitslawine ins öffentliche Bewusstsein zu rücken, bildet die von ihm 1978 gegründete „Gesellschaft für Gesundheitsberatung GGB e. V." Gesundheitsberaterinnen und Gesundheitsberater GGB aus. Über 4000 Frauen und Männer haben bislang die berufsbegleitende Ausbildung bestanden- und wirken in Volkshochschulen, Bioläden, Lehrküchen, Krankenhäusern, ärztlichen Praxen, Krankenversicherungen und ähnlichen Bereichen.

Auf der Lahnhöhe erhalten sie durch das GGB-Expertenteam nicht nur eine sorgfältige Grundlagenausbildung über die vitalstoffreiche Vollwerternährung und den Krankmacher der „entnatürlichten" (denaturierten) Zivilisationsernährung (raffinierter Fabrikzucker, Auszugsmehle, fabrikatorische Öle und Fette, tierisches Eiweiß usw.), sondern gewinnen auch Einblick in die leibseelischen Zusammenhänge der Krankheiten.

Anfragen zur Gesundheitsberater-Ausbildung wie zu den Selbsterfahrungsgruppen, Lebensberatung, Paartherapie und Psychotherapie bei Dr. Mathias Jung und weiteren Tages- und Wochenendseminaren sowie Einzelberatung sind zu richten an die
Gesellschaft für Gesundheitsberatung GGB e.V.,
Dr.-Max-Otto-Bruker-Str. 3,
56112 Lahnstein
(Tel.: 02621 / 91 70 10, 91 70 17, 91 70 18, Fax: 02621 / 91 70 33).
E-Mail: seminare@ggb-lahnstein.de)
Internet: www.ggb-lahnstein.de

Fordern Sie ebenfalls ein kostenloses Probe-Exemplar der Zeitschrift „Der Gesundheitsberater" an.

Bücher zum Thema Ernährung und Gesundheit aus dem emu-Verlag

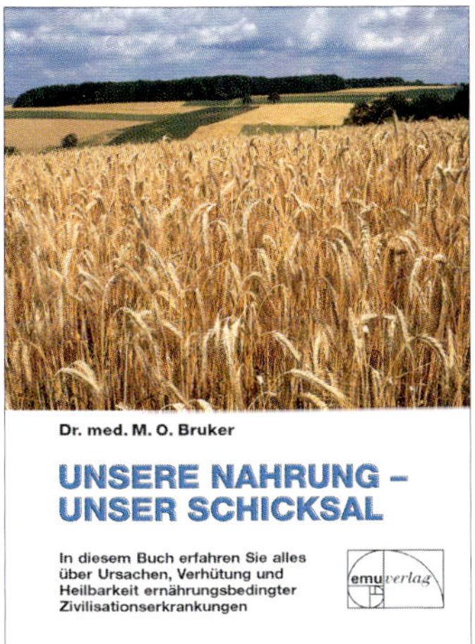

Dr. med. M. O. Bruker
Unsere Nahrung – unser Schicksal
emu-Verlag
ISBN 3-89189-003-6

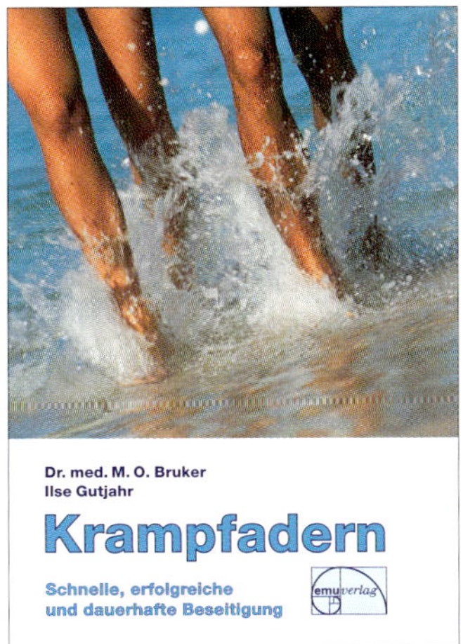

Dr. med. M. O. Bruker/Ilse Gutjahr
Krampfadern
emu-Verlag
ISBN 3-89189-074-5

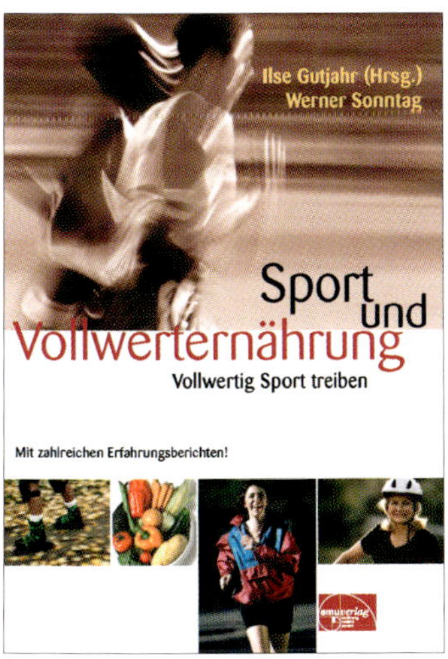

Ilse Gutjahr (Hrsg.)
Werner Sonntag
Sport und Vollwerternährung
Vollwertig Sport treiben
emu-Verlag
ISBN 3-89189-108-3

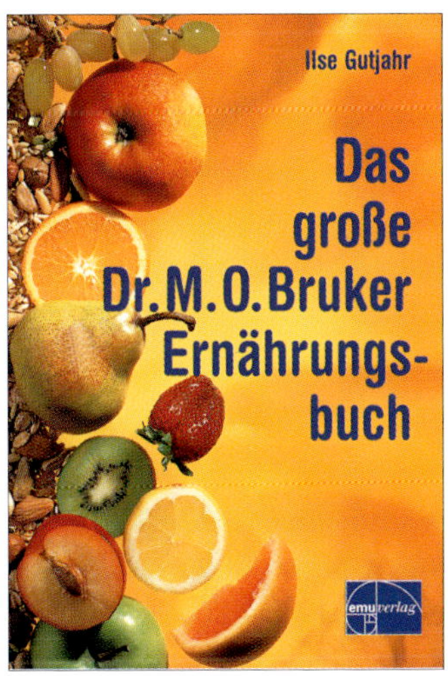

Ilse Gutjahr
Das große Dr. M. O. Bruker
Ernährungsbuch
emu-Verlag
ISBN 3-89189-065-6

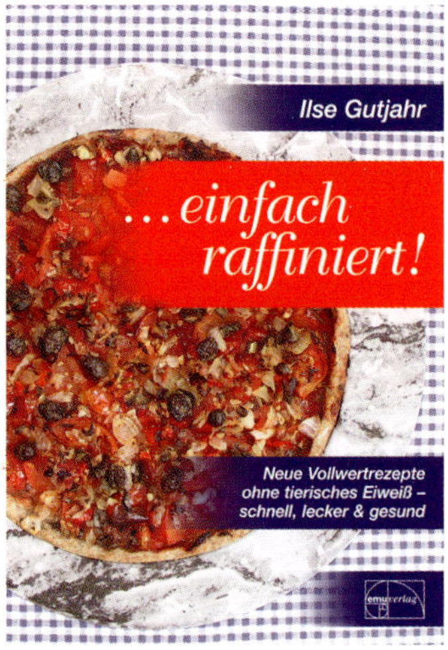

Ilse Gutjahr
... einfach raffiniert!
emu-Verlag
ISBN 3-89189-099-9

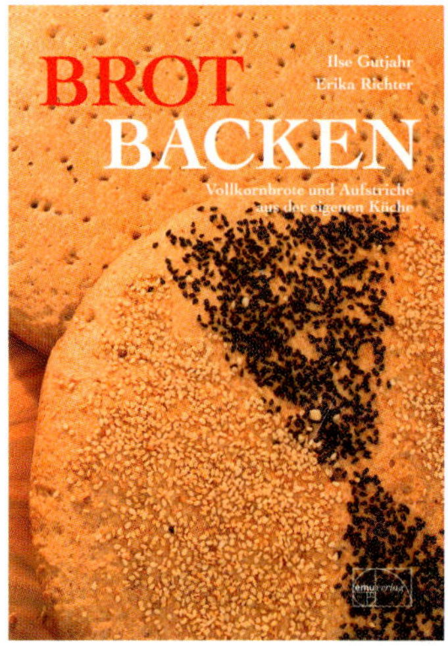

Ilse Gutjahr/Erika Richter
Brot backen
emu-Verlag
ISBN 3-89189-113-X

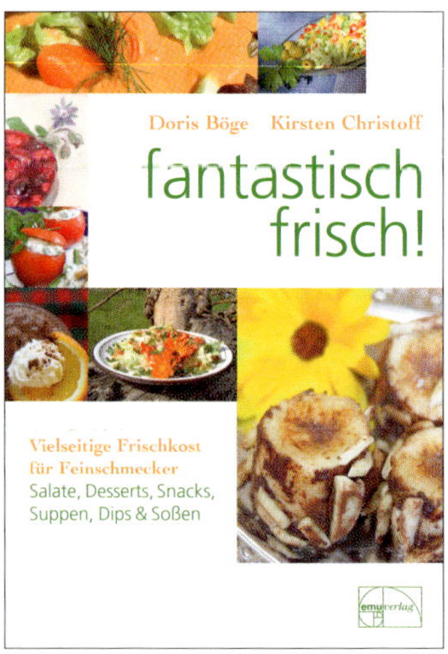

Doris Böge/Kirsten Christoff
fantastisch firsch!
emu-Verlag
ISBN 3-89189-000-0

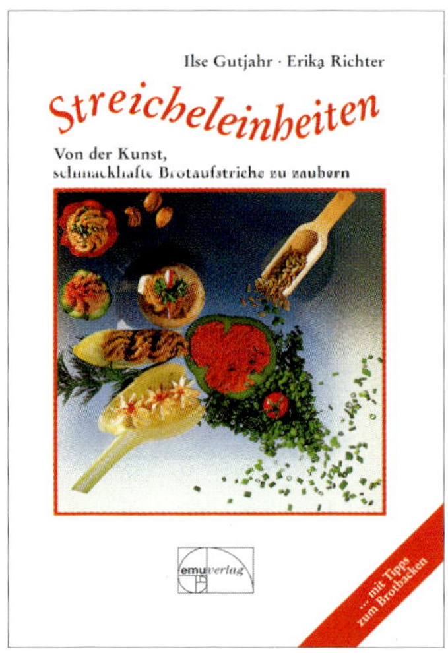

Ilse Gutjahr/Erika Richter
Streicheleinheiten
emu-Verlag
ISBN 3-89189-063-X-8